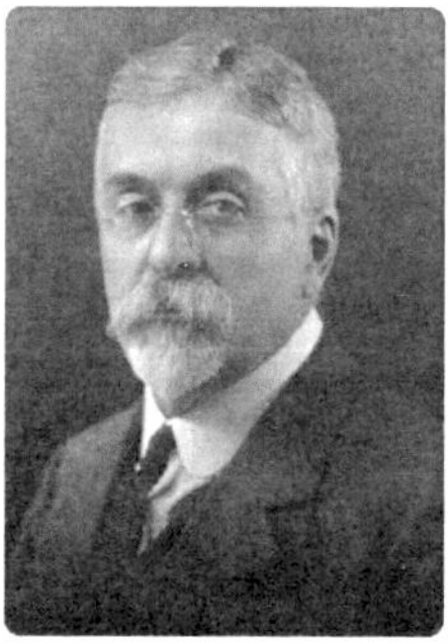

... Winter

Der Schlüssel zu C. M. Bogers „Synoptic Key“

Annäherung an das Homöopathie-Konzept C. M. Bogers

Verlag Ahlbrecht

Edition von der Lieth

Norbert Winter: Der Schlüssel zu C. M. Bogers „Synoptic Key". Annäherung an das Homöopathie-Konzept C. M. Bogers

ISBN 978-39815028-6-2

Theodor-Heuss-Straße 21 D-35415 Pohlheim
www.verlag-ahlbrecht.de info@verlag-ahlbrecht.de

Bibliographische Information der Deutschen Bibliothek
Die Deutsche Bibliothek verzeichnet diese Publikation in der Deutschen Nationalbibliographie; detaillierte bibliographische Daten sind im Internet über <http://dnb.ddb.de> abrufbar.

2. durchgesehene und verbesserte Auflage, printed in Germany 2014

Satz: Norbert Winter, Karlsruhe
Druck und Bindung: Hohnholt, Reprographischer Betrieb GmbH, 28195 Bremen

Inhalt

Vorwort

Eine Einführung in Bogers „Synoptic Key“ zu schreiben, kann nur als erster Versuch verstanden werden – als ein Aufruf an Kolleginnen und Kollegen, sich ebenfalls mit diesem Werk auseinanderzusetzen und dabei gemachte Erfahrungen zu teilen. Das „Synoptic Key“ entstand – nach jahrzehntelanger Praxis-Anwendung, Ausfeilung und Diskussion – als gewachsenes, organisches Buch, das ständigen Veränderungen unterzogen wurde. Und gerade daher rührt die starke Praxisnähe, die Abbildung praktischer Notwendigkeiten auf engstem Raum, ein Spiegel der homöopathischen Kenntnisse, Denkweisen und auch hypothetischen Ansätze jener Zeit. Ein derart gewachsenes Kondensat von 47-jähriger Praxistätigkeit und der Einbettung in einen äußerst versierten Kollegenkreis kann keine leichte Kost sein.

Eine Annäherung mag von verschiedenen Seiten erfolgen. Der bequemste Weg ist der über Sekundärliteratur – leider im Falle des „Synoptic Key“ ein aussichtsloses Unterfangen: das Wenige, das es gibt, hilft nicht wirklich weiter. Der nächste Weg ist der über die Betrachtung der Entwicklung des Buches, der Details und ihrer Veränderungen. Ein Weg, der in diesem Fall unerlässlich ist, aber alleine keineswegs ausreicht. Die Gesamtheit aller zugänglichen Bogerschen Schriften rundet diesen Weg ab und ermöglicht vielleicht die eine oder andere Idee, eine Arbeitshypothese – so könnte es gedacht sein. Aber hier schleichen sich gerne persönliche Perspektiven und somit Interpretationsfehler ein. Daraus ergibt sich die Notwendigkeit zur praktischen Anwendung, zum Überprüfen der erarbeiteten Ansätze in der eigenen Praxis und damit zur möglichen Verifikation oder Falsifikation. Ein notwendiger, unerlässlicher Punkt – aber keineswegs ein Garant für ein korrektes Erfassen der Bogerschen Intention. Einschätzungen über Mittelwirkungen und Fallverläufe erfordern lange Beobachtungszeiten, und nur eine große Zahl von Praktikern und entsprechende Erfahrungen können Klarheit bringen.

Die aktuelle Vertiefung der Bogerschen Vorgehensweisen im deutschen Sprachraum nahm ihren Anfang mit dem Kartenrepertorium „General Analysis“. Das Erarbeiten der Grundlagen hierfür, ein paar Jahre praktischer Überprüfung und Ausfeilung, und bereits nach wenigen weiteren Jahren konnte von einer großen

Zahl von Praktikern die Relevanz und Effizienz dieses kleinen Repertoriums bestätigt werden. So liegt es nahe, eine analoge Rezeption des „Synoptic Key“ zu erwarten.

Doch nach dem Ausarbeiten der Grundlagen dieses Werkes konnte die Überprüfung in der eigenen Praxis – anders als im Falle des „General Analysis“ – nicht so ohne Weiteres durchgeführt werden. Hier ist ein langsames, kontinuierliches „Hinein-Reifen“ erforderlich. Es geht beim „Synoptic Key“ nicht darum, mit einer spezifischen Methodik möglichst schnell und sicher ans Ziel zu kommen. Es geht nicht um ein korrektes Anwenden eines Bogerschen Regelwerkes, sondern es geht – ganz einfach – um Hahnemannsche Homöopathie an sich. Nicht mehr und nicht weniger. Dieses Buch ist keine Trickkiste, mit der man sich auf einem neu entdeckten Pfad schnell zum Ziel hindurchmogeln kann, sondern ein Spiegel von vielen Jahrzehnten praktischer Homöopathie, ein Wegweiser für verlässliche Wege in der Materia medica und der Fallaufnahme.

Dieses Panoptikum homöopathischer Erfahrungen ist somit etwas, was sich nicht einfach „entschlüsseln“ lässt. Es ist eine Art Reiseführer, der die Orientierung gibt – die Reise selbst jedoch nicht ersetzt. Die Reiseziele müssen alle selbst besucht werden, die Arzneien selbst studiert werden, die Fälle selbst erlebt werden – nur so wird aus dem mitunter recht dürren Gerüst der Bogerschen Angaben etwas sehr Lebendiges und Gehaltvolles. Und erst dann entfaltet sich das „Synoptic Key“ zu seiner vollen Größe – erst dann können seine Möglichkeiten und auch seine Grenzen erfasst werden.

Somit will und kann diese Annäherung an Bogers „Synoptic Key“ keine fixen Konzepte und klaren methodischen Vorgaben liefern, sondern einen Weg aufzeichnen, den wir alle gemeinsam gehen müssen und der uns hoffen lässt, die Homöopathie wieder auf eine Ebene zu erheben, die an die zur Zeit Bogers heranreicht. Kein Einzelner kann dieser Aufgabe gerecht werden – diese Einführung ist mit der Hoffnung auf einen intensiven Austausch verbunden.

Karlsruhe, Februar 2007 Norbert Winter

Verwendete Abkürzungen

SK:	Synoptic Key (so bedeutet z.B. SK-1 die erste Auflage des SK)
GA:	General Analysis
BBCR:	Bogers Boenninghausen´s Characteristics and Repertory
IHA:	International Hahnemannian Association
HRec:	Homoeopathic Recorder

Zitate aus dem „Synoptic Key“ werden in den drei Ausgaben SK-5 (indische Ausgabe), der deutschen Übersetzung von Hella Heinrich (SK-HH) und der deutschen Übersetzung von Jens Ahlbrecht (SK-JA) angegeben, z.B. bedeutet (SK 111/112/113), dass die Fundstelle auf S. 111 des SK-5, S. 112 des SK-HH und S. 113 des SK-JA steht.

Hier nicht erwähnte Abkürzungen werden im Literaturverzeichnis am Ende dieser Broschüre aufgeführt.

Anmerkungen

Ich bitte um Verständnis, dass im Schreibstil von der konsequenten Berücksichtigung beiderlei Geschlechter abgesehen wird, um ermüdende Konstrukte wie „der/die BehandlerIn“ etc. zu vermeiden. Dies geschieht nicht aus Achtlosigkeit den Leserinnen gegenüber, sondern aus Achtung vor Leserinnen und Lesern gleichermaßen, die eine flüssige Lesbarkeit erwarten und sich des Problems der sprachlichen Einseitigkeit bewusst sind.

Diese Broschüre orientiert sich eher am praktischen Nutzen, weniger an wissenschaftlicher Dokumentationspflicht – deshalb werden Zitate und Belege auf das Notwendigste gekürzt. Falls dadurch bei einigen Aussagen Fragen bzgl. der verwendeten Quelle aufkommen, wird auf die wesentlich umfassendere Darstellung in (BEAH) verwiesen.

Mein herzlicher Dank geht an Jens Ahlbrecht für unzählige bereichernde Diskussionen und Detailarbeiten – und an den im Oktober 2013 verstorbenen Bernd von der Lieth, der schon vor vielen Jahren Wege in diese Richtung gewiesen und geebnet hatte.

1 Geschichte des „Synoptic Key“

1.1 Wurzeln

Am 13. Mai 1861 wurde Cyrus Maxwell Boger in Pennsylvania (USA) als Nachfahre einer deutschen Einwandererfamilie aus dem süddeutschen Schwaigern geboren. Nach dem Studium der Pharmazie und Medizin (am „Hahnemann Medical College of Philadelphia“) gründete er 1888 in Parkersburg (Virginia) eine Praxis, die er bis zu seinem Tod 1935 weiterführte.

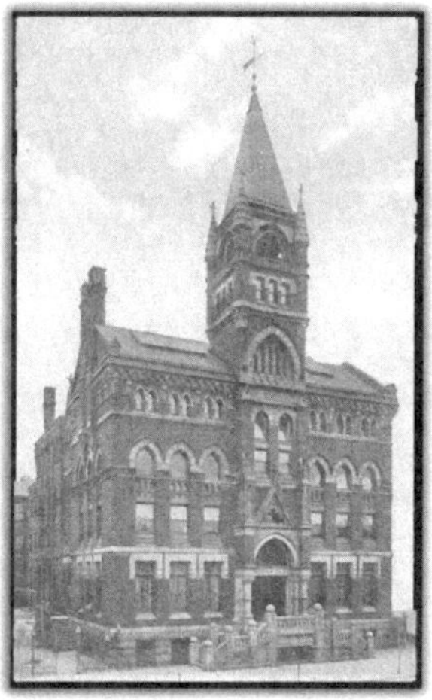

Hahnemann Medical College (ca. 1880-90)

Seine deutschen Sprachkenntnisse erlaubten es ihm – wie nur wenigen seiner amerikanischen Kollegen – die deutschsprachigen Quellen der Hahnemannschen und Bönninghausenschen Homöopathie zu durchdringen und erfolgreich in seiner Praxis anzuwenden.

1899 erfolgte mit „A Systematic Alphabetical Repertory of Homeopathic Remedies“ die erste Übersetzung eines Bönninghausenschen Repertoriums, der im Jahre 1905 „Boenninghausen´s Characteristics and Repertory“ (BBCR-1) folgte, ein großer Entwurf zu einer Synthese der meisten der Bönninghausenschen Schriften und Repertorien (Ho06). Dieses Werk wurde bis zu Bogers Tod weiterentwickelt und belegt Bogers große Nähe zur Denkweise und zum praktischen Ansatz C. v. Bönninghausens.

Bis zum Beginn des 20. Jahrhunderts erlebte die Homöopathie in den USA eine weltweit einzigartige Blüte. Zahlreiche Colleges und Kliniken standen für die Ausbildung zur Verfügung, ein Wissensaustausch konnte auf höchstem Niveau stattfinden. Bestrebungen, die die klassische Homöopathie in ihren Anforderungen an die Therapeuten hätten diskreditieren können, wurden mit der Gründung der „International Hahnemannian Association“ (IHA) beantwortet, welche sich zum Sammelpool der bedeutendsten Homöopathen dieser Zeit entwickelte. Die jährlichen Treffen dieses ausgewählten Kreises dienten dem Austausch von praktischen Erfahrungen und theoretischen Erwägungen, es wurden therapeutische Fragestellungen ebenso wie philosophische Abhandlungen oder ethische Themen erörtert. Die Anwesenheit höchst erfahrener Kollegen ließ wenig Platz für spekulative Luftblasen; Geradlinigkeit und Ernsthaftigkeit im homöopathischen Ansatz sowie intensive praktische Erfahrungen waren selbstverständliche Voraussetzung. Die Sitzungen der IHA wurden protokolliert und können in den „IHA-Proceedings“ bzw. in der Zeitschrift „Homoeopathic Recorder“ nachgelesen werden.

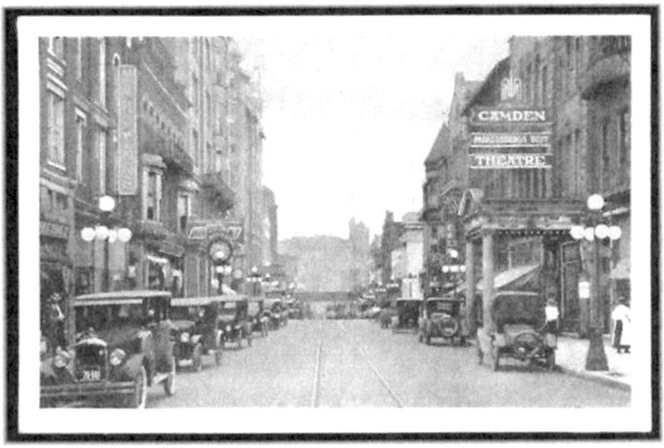

Parkersburg Market Street (ca 1920-25)

Im Wesentlichen aus diesen Aufzeichnungen heraus lässt sich nachvollziehen, wie in Boger und seinem Umfeld allmählich Ideen heranreiften, die im Jahre 1915 zur Erstauflage des „Synoptic Key“ (SK-1) führten – einer rudimentären Grundfassung, die wenig gemeinsam hat mit der heutigen 5. Auflage, die aber dennoch von den damaligen Kollegen dankbar angenommen wurde. Das „Synoptic Key“ erfährt im Laufe der verschiedenen Auflagen deutliche Veränderungen qualitativer und quantitativer Art. Die Intention des Buches scheint sich ab der 3. Auflage zu verändern.

Während die Ausgestaltung des „Synoptic Key“ noch weiter reift, folgen kleinere Projekte, wie 1920 eine Artikelreihe zum Thema „Heilmittel für Tonsillitis, eitrige Angina, Diphtherie“ und 1924/5 die Ausblendung eines Teiles des „Synoptic Key“ in die Broschüre „General Analysis“ (GA-1). 1926 erfolgt die Herausgabe eines Zeitrepertoriums („Times of the remedies“), das in wesentlichen Teilen auf der Übersetzung eines deutschen Zeitschriftenartikels von Dr. Ide (Stettin) beruht.

Am 30.11.1929 vernichtet ein Großbrand des benachbarten Theaters einen ganzen Häuserblock, u.a. auch Bogers Praxis. Wichtige Dokumentationen gehen verloren, die Auswirkungen auf Veröffentlichungen sind nur schwer rekonstruierbar.

Parallel zur 4. Auflage des „Synoptic Key“ (SK-4) veranlasst Boger 1931 die Herausgabe des Inhaltes der GA-Broschüre in Form eines Kartenrepertoriums und eröffnet hiermit neue Möglichkeiten der Fallbearbeitung.

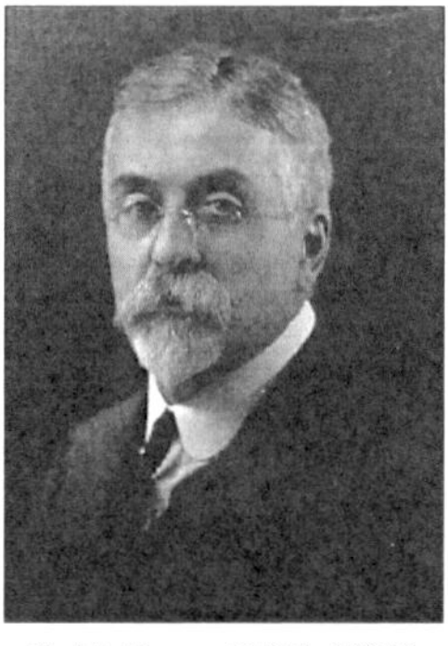

C. M. Boger (1861-1935)

In den verbleibenden vier Jahren bis zu seinem Tod werden alle Repertorien (BBCR, SK, GA) weiter überarbeitet. Außerdem führt Boger eine Arzneimittelprüfung mit dem radioaktiven Mineral

„Samarskite“ durch. Am 2.9.1935 stirbt Boger an den Folgen einer – durch eine Lebensmittelvergiftung aktivierten – Nierenerkrankung. Seine persönlichen Aufzeichnungen und Ergänzungen zu seinen Repertorien werden von seiner Witwe zu indischen Kollegen geschickt, die eine dadurch aktualisierte, posthume Neu-Auflage der Bogerschen Repertorien in indischen Verlagen ermöglichen.

1.2 Entwurf

Was genau die Motivation Bogers zum Erstellen eines eigenen Repertoriums war, kann nur annähernd rekonstruiert werden. Zum Einen fällt eine Parallele zu einem Artikel auf, den Boger 1918 veröffentlichte und in dem er den Ansatz Lippes zum Vorbild nimmt, Arzneien in Form von knappen, sehr charakteristischen Symptomen und deren Vergleichsarzneien darzustellen (BCW, S. 129: Elements of a Synthetic Materia Medica – 1918). Die dort dargestellten Symptome stellen einen Mittelweg zwischen Arzneidarstellung und Repertorium dar – vieles davon findet sich in den ersten Auflagen des „Synoptic Key“ wieder. Besonders die darin enthaltenen Arzneibeschreibungen weisen deutliche Züge dieses Prinzips auf, wobei ein Charakteristikum einer Arznei zugeordnet und gleichzeitig ein Arzneipool angegeben wird, mit dem dieses Symptom – wenn es charakteristisch für die Anamnese ist – in den meisten Fällen abgedeckt sein soll.

Ein weiteres, von Boger sehr geschätztes Werkzeug war das „Repertory of the Homoeopathic Materia Medica“ („Cypher Repertory“, von einem Autorenteam um R.E. Dudgeon, J. Drysdale u.a. 1859 und erweitert 1878 herausgegeben), ein (unvollendetes) Mammutwerk, in dem Symptome in ihrem gesamten Kontext nachgeschlagen werden können. Vom Ansatz her entspricht dieses „Cypher Repertory“ dem heute vieldiskutierten „Symptomenlexikon“, wobei letzteres durch die veränderte Anordnung der Symptome anders gehandhabt werden kann. Das punktgenaue Nachschlagen eines Symptoms, bei dem die in einem Repertorium zwangsläufige Reduzierung des Symptoms in Einzelbestandteile weitgehend vermieden werden kann, mag zudem ein Anreiz Bogers gewesen sein, ein Repertorium zu schaffen, in dem dem Verwobensein der einzelnen Symptome mit dem gesamten Arzneimittelbild Rechnung getragen werden kann.

Auch Jahrs „Handbuch der Haupt-Anzeigen“, das Boger in Form der amerikanischen Ausgabe „Jahr&Possart“ vorlag und das in einem Band eine handliche Synthese von repertorialem Teil und Arznei-Charakteristika umfasst, mag eine Vorlage für eigene Entwürfe Bogers gewesen sein.

Die für den repertorialen Teil des „Synoptic Key“ entscheidende Grundlage war offensichtlich das Bönninghausensche „Therapeutische Taschenbuch“, von dem im Wesentlichen zunächst nur die Arzneien mit den beiden höchsten Graden übernommen wurden (fast alle 4-wertigen, ca. 50% der 3-wertigen), um damit eine Ausgangsbasis für die Rubriken des „Synoptic Key“ (SK-1) zu schaffen.

Manche anderen Quellen der ersten „Synoptic-Key“-Ausgabe sind noch unbekannt, mögen in den Erfahrungen Bogers und in zahllosen IHA-Vorträgen und -Diskussionsbeiträgen begründet sein.

Die Synthese aller dieser Einflüsse ermöglichten Boger offensichtlich die Herausgabe des SK-1, das vermutlich im Sinne einer Merkhilfe konzipiert war, die für äußerst erfahrene Praktiker mit enormem Materia-Medica-Wissen ein schnelles Nachschlagen bereits bekannter, aber im Moment nicht abrufbarer Fakten gestattete.

Dass sich daraus im Laufe der folgenden Auflagen etwas völlig Neues entwickelte, eine eigenständige Anordnung homöopathischen Grundwissens, lag vermutlich damals nicht unbedingt in der Absicht Bogers. Erst die zunehmende Praxis und wahrscheinlich auch zahllose Diskussionen mit Kollegen führten von Auflage zu Auflage zu einem veränderten Konzept.

1.3 Entwicklung

SK-1

1915 erschien die Erstauflage des „Synoptic Key“ (SK-1). Sie bestand aus lediglich zwei Teilen – dem Repertorium („Analyse“) und der Arzneimitteldarstellung („Synopse“) – und umfasste 224 Seiten. Es gab – gemessen an der heute verwendeten 5. Auflage – deutlich weniger Rubriken, deutlich weniger Arzneien und weniger Graduierungen innerhalb der Arzneidarstellungen.

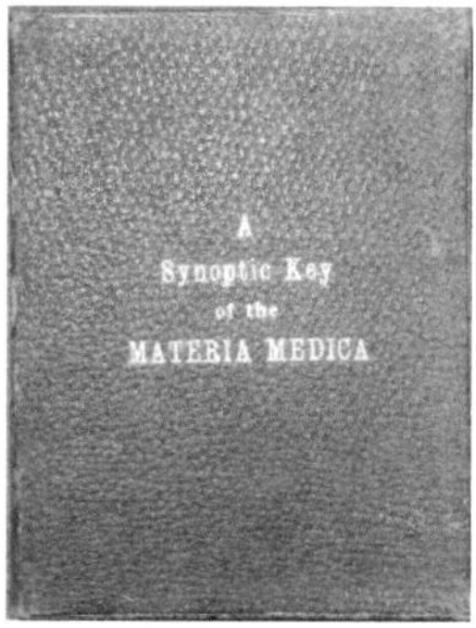

SK-2

Dieser erste Entwurf war bereits nach so kurzer Zeit vergriffen, dass 1916 die zweite – nur geringfügig erweiterte – Auflage folgte. Nun wurde ein alphabetischer Index angefügt, der einerseits auf Seitenzahlen verwies, die im Analyse-Teil eine gleichlautende Rubrik finden ließen – und andererseits mitunter auch einen Arzneinamen aufführte. Die Darstellung dieser Arznei im Synopse-Teil wiederum wies meist ein analog lautendes Symptom auf, dem eine Aufzählung von hier zu differenzierenden Arzneien folgte. So gesehen wies der Index die Funktion auf, den Analyse-Teil und den Synopse-Teil miteinander in Verbindung zu setzen und den Suchenden auf verschiedene Möglichkeiten zu verweisen. Bereits im Vorwort zu SK-2 wurde darauf hingewiesen, dass Repertoriums-Teil und Arznei-Teil so konzipiert wurden, dass beide Teile in enger Verbindung zueinander stehen und in gegenseitiger Ergänzung eingesetzt werden müssen. Zur Unterstützung dieser Vorgehensweise wurde der Index eingeführt.

SK-3

1928 – nach 12 Jahren intensiver Praxis – folgte schließlich die inzwischen deutlich veränderte 3. Auflage des „Synoptic Key“.

Aus dem eher dürren Gerüst der vorherigen Auflagen wurde jetzt ein ausgereiftes Werk mit einem ausgeklügelten Konzept, welches später nur noch quantitativ, aber kaum noch qualitativ verändert wurde. Die auffallendste Veränderung betraf die massive Erweiterung des Index-Teils, der jetzt einen repertorialen Charakter erhielt und deutlich über die bisherige Index-Struktur hinausreichte. Aus diesem Anhang wurde nun ein eigenständiger dritter Teil mit spezifischen Aufgaben. Dass inzwischen ein neues Konzept entstanden war, wurde auch durch das Ersetzen des gesamten Vorworts der ersten Auflagen durch ein äußerst knappes, neues Vorwort deutlich.

SK-4

Die 1931 herausgegebene 4. Auflage erfuhr im Wesentlichen nur eine mengenmäßige Erweiterung. Die einzige deutliche Veränderung war ein erneuter Zuwachs des 3. Teils, nun **Ergänzungsregister** („Supplemental Reference Table“) genannt, der sich durch das Übertragen der Arzneimittel-Querverweise der Synopse ergab und den Boger damit begründete, dass diese Veränderung ein leichteres Nachschlagen ermöglichte. Der repertoriale Charakter des Ergänzungsregisters wurde damit ausgebaut.

SK-ME/ SK-5

Nach Bogers Tod 1935 erschienen in Indien Neu-Auflagen des „Synoptic Key“, die zunächst „Memorial Edition“ (ME) genannt und von Dr. N.K. Banerjee (Kalkutta) bearbeitet wurden. Diese Ausgaben integrierten handschriftliche Notizen Bogers, die von seiner Witwe nach Indien geschickt worden waren, in die 4. Auflage. Später wurde dann eine fast identische Ausgabe als 5. Auflage veröffentlicht, die sich nur an wenigen Stellen von der ME unterschied und deutlich weniger Setzfehler aufwies. Seither sind verschiedene Auflagen des ME im Umlauf, eine davon wird sogar als 6. Auflage tituliert, ohne allerdings relevante Unterschiede zu den anderen aufzuweisen.

Authentizität

Da die Bogerschen Manuskripte nicht mehr zu existieren scheinen, ist die Authentizität der indischen Ausgaben nicht unumstritten. Dazu kommt, dass manche Veränderungen der 5. Auflage seltsam plaziert erscheinen oder Dubletten zu im Text bereits enthaltenen Symptomen beinhalten. Hieraus ergibt sich für manche die Notwendigkeit, bei der originalen SK-4-Ausgabe zu bleiben und die Änderungen zur SK-5 zu ignorieren. Die Problematik, dass in der indischen Ausgabe des „Synoptic Key“ die Vorworte der ersten und der dritten SK-Ausgabe zusammengefügt wurden und dadurch ein falscher Eindruck der Bogerschen Intention entstand, wurde bereits an anderer Stelle diskutiert (Ho00, BGP). Dieser unglückliche Umstand mag mit dazu beigetragen haben, dass die SK-5-Ausgabe mit kritischen Augen betrachtet wurde.

Für den Autor dieser Broschüre stellt sich die Situation jedoch so dar, dass Boger vermutlich handschriftliche Ergänzungen in den SK-4-Text schrieb, ohne auf eine genaue Positionierung und evtl. Streichung ähnlicher Textpassagen zu achten – schließlich stand eine Neuveröffentlichung für ihn noch nicht an. Alle bisherigen inhaltlichen Überprüfungen der Veränderungen lassen jedoch keinen Grund erkennen, an der Authentizität der SK-5-Auflage zu zweifeln; vielmehr scheint es angebracht, die letzten Veränderungsvorschläge Bogers zu respektieren. Lediglich die Frage der Positionierung und der Dubletten könnte diesbezügliche Anpassungen nahelegen, was für die SK-JA-Ausgabe auch durchgeführt wurde. Diese Thematik ist jedoch mit Sicherheit noch nicht ausdiskutiert, da nur allgemeine Hinweise, aber noch keine Beweise für die Authentizität der SK-5 vorliegen.

1.4 Rezeption

„Boger überließ uns die einzigartige Synopsis der Materia medica, ein äußerst wertvoller Beitrag, dessen Wert allerdings nur wenige von uns begreifen oder zu begreifen in der Lage sind.“

A. Pulford – Communications (HRec 45 – S. 52 – 1930)

„Meist verwende ich drei Repertorien in meiner Arbeit – Kent, Bönninghausen und Boger. Eine große Hilfe für das Erlernen des Umgangs mit Bogers Repertorium erhielt ich durch die Bekanntschaft mit Boger und durch das Vertrautwerden mit seinem Standpunkt und seiner Lebensphilosophie sowie seiner Philosophie der Medizin. So lernte ich, die Bedeutung seiner Einschätzungen in seinem Repertorium und seinem „Synoptic Key“ zu begreifen und kann Ihnen allen dieses nur mit ganzem Herzen nahelegen.“

Dayton T. Pulford – The need of an Index to the Materia medica
(Dr. Underhill in der Diskussion I.H.A. – 6.6.1935, HRec 51 – S. 65)

Aus diesen Äußerungen aus dem kollegialen Umfeld Bogers wird die Besonderheit des „Synoptic Key“ deutlich – eine große Achtung vor diesem Werk geht einher mit der Schwierigkeit, Bogers Angaben in ihrer ganzen Bedeutung zu erfassen. Boger hat an keiner – bisher bekannten – Stelle eine Art Gebrauchsanweisung zum „Synoptic Key“ verfasst – die Vorworte zu den einzelnen Ausgaben erfüllen diesen Zweck nicht. Es scheint, als sei er nie daran interessiert gewesen, das Buch einer internationalen Verbreitung zuzuführen – wer etwas darüber wissen wollte, konnte ihn ja fragen. Bereits kurz nach Bogers Tod jedoch wurden die Schwierigkeiten im Umgang mit dem „Synoptic Key“ deutlicher, und mehr und mehr musste gemutmaßt werden, wie das alles wohl gemeint war.

Pichiah Sankaran (PSan) schrieb die einzige bekannte Abhandlung zum „Synoptic Key“ – hier zeigte sich jedoch bereits, dass sich viele historische Fehleinschätzungen in die ansonsten kenntnisreiche Darstellung besonderer Rubriken und Inhalte mischen. Das größte Hindernis dürfte jedoch darin bestehen, dass das Homöopathieverständnis P. Sankarans durch die Entwicklung der folgenden Jahrzehnte andere Voraussetzungen an den heutigen Leser stellt als diejenigen, die im Allgemeinen bei der gegenwärtigen Dominanz Kentscher Orientierung gegeben sind.

Sowohl P. Sankaran (PSan) als auch S. R. Phatak (Pha) interpretierten die Bogerschen Werke auf jeweils ganz persönliche Weise und konnten für die eigene Praxis großen Nutzen daraus ziehen. Die von Sankaran und Phatak entwickelten eigenen Repertorien basieren auf Bogers Werken, werden aber mit der jeweils eigenen Interpretation der Autoren vermengt und stellen somit keine Erweiterung, sondern eine Veränderung der Bogerschen Repertorien dar. Eine von den Autoren postulierte Absicht Bogers, seine Werke in diese Richtung weiterentwickelt zu sehen, ist historisch nicht haltbar. Analog ist auch die Phataksche Arzneimittellehre zwar durchaus als eine wichtige Bereicherung für die homöopathische Praxis, aber nicht als Vertiefung des Bogerschen Ansatzes zu sehen.

Nachdem es im deutschen Sprachraum zu einer Rückbesinnung auf die Bönninghausenschen Werke kam, war letztlich auch hier der Boden bereitet für eine Wiederbelebung der Bogerschen Werke. Neben der Herausgabe des „General Analysis“ (GA-dt) erschien die erste deutsche Ausgabe des „Synoptic Key“ in der engagierten Übersetzung von Hella Heinrich (SK-HH). Dem damaligem Verständnis des „Synoptic Key“ entsprechend wurden die Veränderungen von SK-4 zu SK-5 gekennzeichnet und das Ergänzungsregister in den Analyse-Teil integriert.

Die Rezeption der Bogerschen Werke entwickelte sich weiter – so zeichnet sich heute ab, dass einerseits der SK-5-Auflage durchaus Authentizität zugesprochen werden kann, andererseits aber nun auch das Ergänzungsregister mehr und mehr in seiner eigentlichen Funktion verstanden wird – und diese ist nur in der ursprünglichen Bogerschen Anordnung als separater dritter Teil möglich.

Aus diesem Grund liegt nun eine weitere deutschsprachige Ausgabe von Jens Ahlbrecht vor (SK-JA), die die originale Struktur beläßt, die enorm vielschichtigen Verzweigungen innerhalb des „Synoptic Key“ auch dem deutschsprachigen Anwender ermöglicht und gleichzeitig – wo nötig – quellenkritische Veränderungen berücksichtigt. Notwendige Veränderungen und Hinweise werden in einem gesonderten Anhang dokumentiert und viele Angaben

Bogers erst dadurch verständlich gemacht. Mit dieser Ausgabe kann das „Synoptic Key“ im vollen Bogerschen Sinne ausgeschöpft werden und Schritt halten mit den Entwicklungen innerhalb der Boger-Forschung.

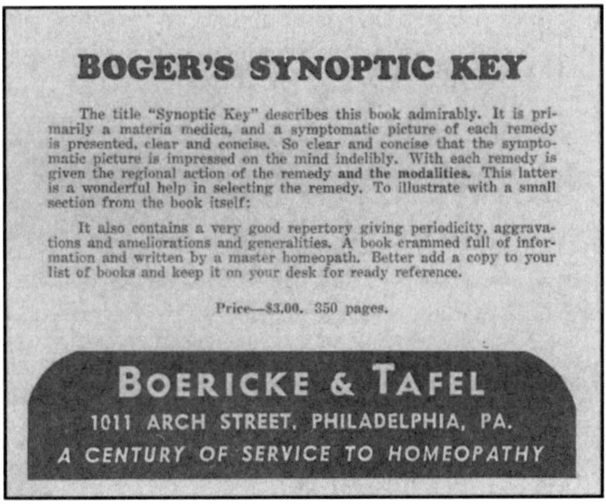

Anzeige im Homoeopathic Recorder

2 Struktur des „Synoptic Key“

2.1 Vorwort

Bereits mehrfach (Ho00, BGP) wurde darauf hingewiesen, dass das Vorwort Bogers in der SK-5 nicht dem Original entspricht und lediglich die Passage ab „This new 5th edition ...“ die Bogersche Intention wiedergibt. Während in der SK-1-Auflage eine klare Hierarchisierungsvorgabe enthalten ist, wurde diese bereits für die zweite Auflage verändert, ab der dritten jedoch völlig fallengelassen bzw. durch eine – nur angedeutete – Alternative ersetzt.

Es mag deshalb überraschen, dass in den folgenden Ausführungen mitunter Zitate aus den Vorworten von SK-1 und SK-2 aufgeführt werden. Dies ist darin begründet, dass Einiges dieser ersten Vorworte zur Illustration des „Synoptic Key“ und seiner Funktion durchaus hilfreich war, im Einklang steht mit Bogers späteren Veröffentlichungen und aufgrund der prägnanten Formulierung gerne aufgegriffen wird. Nur das Hierarchisierungsschema der Vorworte, das sich so nicht mehr halten ließ und auch in den späteren Bogerschen Schriften nicht mehr auftaucht, wird nicht zitiert.

Das verbliebene Vorwort scheint auf den ersten Blick nicht viele Informationen zu beinhalten. Und doch ist es durchgängiger Bogerscher Stil, mit scheinbar einfachen, vielschichtigen Worten möglichst prägnant möglichst tiefgehende Informationen auszudrücken. Nur allzuleicht werden allerdings wesentliche Dinge dabei überlesen.

In den ersten Zeilen spricht Boger von Veränderungen von „geprüftem Wert“ und meint damit vermutlich die Forderung nach klinischer Verifikation für seine Einträge. Die Bemühungen des Koordinierens und Zusammenstellens von scheinbar auseinandergerisssenen Symptomengruppen werden in den Vordergrund der Bemühungen zur Mittelfindung gestellt – auf diesen beruht letztlich die Wahl des Simillimum. Diese unscheinbare Bemerkung stellt das ohnehin aufgegebene, frühere Hierarchisierungskonzept nicht nur in Frage, sondern bedeutet eine Neu-Orientierung bzgl. der Einschätzungen der Symptomentotalität. Die Anordnung der Symptome hat demnach so zu erfolgen, dass sie ein „lebendiges Abbild“ der gesuchten Arznei darstellt, womit eine schwer greifbare Anforderung an den Verschreiber gestellt wird. Was sich hinter diesen vagen Formulierungen verbirgt, kann nur aus dem Kontext der IHA-Beiträge und -Diskussionen geschlossen werden. Da die Adressaten des Vorworts seine IHA-Kollegen waren, sah Boger offensichtlich keine Notwendigkeit, diese „Selbstverständlichkeiten“ in platzverschwendender Ausführlichkeit auszubreiten. Dieses Thema wird in späteren Kapiteln dieser Einführung vertieft.

Boger weist nun darauf hin, dass er für den Zweck dieser Darstellung eigene Aufzeichnungen aus der Praxis herangezogen hat und seine Bemühungen darauf abzielten, die Nützlichkeit der Angaben für die Praxis zu erhöhen und Differenzierungen immer präziser zu gestalten. Wie sehr Bogers eigene Praxiserfahrungen in die Ausfeilung des „Synoptic Key“ einfließen, zeigen spätere Betrachtungen.

Der repertoriale Teil des „Synoptic Key“ dient – laut Bogers Vorwort – lediglich zur Orientierung – ein Satz, der denjenigen, der sich von der rein repertorialen Analyse einen eng umrissenen Mittelpool erhofft, eher ernüchtert. Dass das Repertorium nur eine Facette der Möglichkeiten der Fallanalyse bedeutet, ist eine Besonderheit dieses Bogerschen Ansatzes, der ein Verwobensein von repertorialen und synoptischen Strukturen voraussetzt und einen rein repertorialen Ansatz (wie beispielsweise im Rahmen der Kentschen Methodik) für weniger ratsam hält.

Als nächstes betont Boger die Unmöglichkeit, eine Arzneiwirkung exakt vorherzusagen, was zu größter Achtsamkeit bei der Arzneiwahl zwingt. Ein stark gekürztes Paracelsus-Zitat (wahrscheinlich aus der 1922 erschienenen Ausgabe von Sudhoff) wird vorgestellt, das im Original eine ziemlich umständlich formulierte Affinität des Paracelsus zum Ähnlichkeitsgesetz dokumentiert und die Möglichkeiten der Arzneiwirkung auf das für die Arznei Charakteristische einschränkt. Dass hierbei Mercur für ein – von Paracelsus postuliertes und sehr weit gefaßtes – mercurisches Prinzip, nicht für die (homöopathische) Arznei, steht, ändert nichts an der Bedeutung dieses Paracelsus-Zitats für die Homöopathie.

Das acht capitel.

Euern irſal und unverſtand dadurch man erkennen mag,
das ir der practic und theoric kein experienz haben, ſo mer-
ken, in was weg dieſelbigen durch euch beſchehen. erſtlich
habt ir von den experimentatoribus erlernet, das mercurius
ein hauptſtuck iſt in ſolchen krankheiten, der iſt allein euer
troſt, und wiewol ich nachgib, das alle die ding, ſo da hei-
lent, mercurialiſch ſind, wan allein die kraft mercurii, es
ſei in kreutern oder in andern, heilet. nun folgt euer irrung,
das ir denſelbigen zu bereiten kein verſtand haben. ir beken-
nent, das er ſoll getöt werden; hieraus folgt, in was ſtucken
ir in töten, einer mit berenſchmalz, der ander mit nüchter
ſpeichel. beſehent ob ſolchs ein tötung ſei, und ſind nicht
eins ſolchen verſtands, das er dieweil er ſein quickung im
golt nicht laßt, ungetöt iſt. nun ſchauen, was ubels ir den
kranken zufügen durch diſe lebendige art, die von in ſelbs
geneſent, erlernen ir zu bettriſen. ſo habt ir alſampt nicht ſo

Paracelsus: Sämtliche Werke – Sudhoff 1922 Bd. 6 – S. 320

Zum Ende des Vorwortes wird schließlich mit knappen Worten die Intention des „Synoptic Key“ umrissen. Der rote Faden, der sich durch jeden pathogenetischen Symptomenkomplex hindurchzieht, wird „Genius“ der Arznei genannt. Hier wird die Forderung nach Basierung der Verordnung auf der Pathogenese (aus der Arzneiprüfung hervorgegangene Symptome) erkennbar und – soweit möglich – das Vermeiden rein klinischer Symptome. Zugleich wird die Forderung nach einem „roten Faden“ deutlich, ein Aspekt, der sich durch die gesamte Arzneimittelprüfung hindurchzieht und gewährleistet, dass das Symptom keine Fluktuation oder individuelle Prüferreaktion darstellt, sondern eine verlässliche Grundlage für das Arzneiverständnis. Vorangegangene Bemerkungen lassen den Schluss zu, dass diese Genius-Symptome durch die Forderung nach klinischer Verifikation erneut an Sicherheit gewinnen und somit nur Symptome von allerhöchstem Wert in die SK-Darstellung zugelassen werden. Um Symptomen mit einer derartig großen Bedeutung einen angemessenen Platz bei der Verschreibung zu ermöglichen, wurde dieses Buch letztlich geschrieben.

2.2 Analyse

Der erste große Teil des Buches wird von Boger als „Analyse“ tituliert. Gemeint ist, dass die repertoriale Darstellung dieses Teils ein „Auflösen“ (Analysieren) der Symptomatik in einzelne Fragmente ermöglicht. Dies ist für einen ersten Schritt in Richtung Arzneifindung zweifellos notwendig, aber – soweit wird aus dem Vorwort bereits klar – dieser Schritt ist ein notwendiges Übel und in keiner Weise ein Ideal.

Gliederung

Das Repertorium wird aufgegliedert in

- ein kurzes Zeitrepertorium, in dem periodische, tageszeitliche und besonders nach Uhrzeiten angeordnete allgemeine Verschlimmerungen angegeben werden.

- ein Modalitätenrepertorium, in dem Modalitäten mit Auswirkungen auf den gesamten Organismus dargestellt werden.

- Allgemeinsymptome, die eine besonders starke Aussagekraft für den gesamten Organismus besitzen.

- ein regionales Repertorium, das mit Gemütsrubriken beginnt und dann, von Schwindel und Kopf ausgehend, einmal über den Gastrointestinaltrakt, dann schließlich über die Atemwege nach unten führt und mit Haut, Schlaf und den Fieberphasen endet. Die einzelnen Lokalisationen des regionalen Repertoriums werden innerhalb des jeweiligen Abschnittes zunächst in feinere Lokalisationen aufgegliedert, danach folgen regionale Empfindungen, Beschwerden und Modalitäten.

Sämtliche Rubriken beinhalten erstaunlich wenige Arzneien. Während die Zeitrubriken aus dem Bogerschen Zeitrepertorium (TOF) hervorgehen, stammen die meisten anderen Rubriken z.B. aus Bönninghausens Repertorien. Von den jeweiligen Quellen wurden jedoch – für die erste SK-Auflage – nur die höchstwertigen Einträge übernommen (fast alle 4-wertigen, ca. 50% der 3-wertigen) und im weiteren Verlauf der SK-Ausgaben vermutlich durch praktische

Erfahrungen darart geschliffen, dass die letztendlichen Angaben die Relevanz der verwendeten Arzneien in 47 Jahren Bogerscher Praxis wiederspiegeln.

Da Boger davon ausging, dass allzu große Rubriken die Mittelfindung verwässern, wurden Arzneien, die nur selten zur Anwendung kamen, ggf. aus den Rubriken entfernt. Diese Bestrebung Bogers, die Rubriken möglichst klein zu halten, steht im Kontrast zu einer zur Zeit oft geäußerten Sichtweise, die eine größtmögliche Vollständigkeit für Repertoriums-Rubriken einfordert. Bemühungen, die Bogerschen Rubriken zu „vervollständigen“, gehen – so gesehen – völlig an Bogers Intention vorbei. Es scheint eher so wie in der von P. Sankaran (PSan) angeführten Metapher zu sein – dass Boger über jeden Buchstaben, den er kürzen konnte, „so beglückt war, als sei ihm ein Sohn geboren“. Die einzelnen Rubriken müssen – wie bei jedem Repertorium – durch wiederholtes Durchlesen allmählich kennengelernt werden. Oft erscheinen die Angaben hinter weitgefassten Rubrikentiteln versteckt und können erst mit zunehmender Erfahrung vollständig genutzt werden.

Struktur des Analyse-Teils

Zeiten – Modalitäten – Allgemeines – Gemüt

Schwindel	Atmung, Husten
Kopf	Kehlkopf
Sinnesorgane	Stimme, Sprache
Gesicht	Äußerer Hals
Zähne, Mund, Hals	Brust, Lunge
Appetit und Durst	Kreislauf
Gastrointestinaltrakt	Rücken, Wirbelsäule
Urogenitaltrakt	Extremitäten

Haut – Schlaf – Frost – Hitze – Schweiß

Wertigkeiten

Unterschiedliche Wertigkeiten der Arzneien werden durch unterschiedlichen Druck dargestellt. Leider sind diese nirgendwo definiert und können nur aus dem Zusammenhang heraus identifiziert werden. Demnach sind die Wertigkeiten Ars, **Ars**, ARS und **ARS** porportional zur Häufigkeit der klinischen Verifikation der Arznei – möglicherweise auch proportional zur Häufigkeit der Verifikation in unterschiedlichem Kontext, d.h. mit unterschiedlichen Pathologien oder Begleitsymptomen etc. (In der SK-JA-Ausgabe werden diese Wertigkeiten der besseren Lesbarkeit halber als Ars, **Ars**, **ARS** und **ARS** dargestellt).

Rubriken-Qualität

Oft lässt sich der Rubrik ansehen, inwieweit sie für die vorliegende Symptomatik sinnvoll eingesetzt werden kann.

Eine relativ hohe Zahl angegebener Arzneien und die Mischung verschiedener Wertigkeiten weist auf eine oft bewährte Rubrik hin. Sie gibt Arzneien an, deren Pathogenese von diesem Symptom durchdrungen ist (Genius); die Arzneien wurden proportional zu ihrer Wertigkeit diesbezüglich praktisch verifiziert, und die Rubrik ist so gestaltet, dass in den allermeisten Fällen das angegebene Arzneispektrum ausreicht – wenn das Patientensymptom den Kriterien der Bogerschen Charakteristik entspricht (s. Kap. 3.4).

Umfasst ein Symptom nur wenige, womöglich meist einwertig aufgeführte Arzneien, handelt es sich mit einiger Wahrscheinlichkeit um eine Rubrik, die in der Bogerschen Praxis noch nicht ausgereift ist und deren Verlässlichkeit selbst bei charakteristischen Patienten-Symptomen eingeschränkt ist.

In der Regel ist der Analyse-Teil jedoch so zusammengestellt, dass die Rubriken nah genug am Bogerschen Ideal der Kürze und der Prägnanz sind. Dadurch – und das ist das Besondere –, dass sie die jahrzehntelange Bogersche Praxis spiegeln und analog zu den Wertigkeiten die Schwerpunkte der Praxis wiedergeben, bedeutet eine Ergänzung oder Kürzung einer Arznei einen Eingriff in das Ökosystem der ganzen Rubrik. Eine derartige Veränderung verlangt eine Anpassung der anderen Arzneien, um den Anforderungen der Praxis aufs Neue gerecht zu werden. Veränderungen innerhalb einer Rubrik dürfen somit nur mit größter Umsicht vorgenommen werden.

Querverweise

Bemerkenswert ist noch der Hintergrund der Bogerschen Querverweise. In den meisten Fällen lässt sich ein Querverweis zu ähnlichen Rubriken zurückführen auf eine vormals eigenständige Rubrik, die in einer späteren Auflage mit der Rubrik, auf die jetzt hingewiesen wird, verschmolzen wird. Diese Querverweise drükken somit Entwicklungsschritte aus, die Bogers Bemühungen um prägnante Rubrikentrennungen und praxisrelevante Zusammenlegungen dokumentieren. So ist z.B. zu beobachten, dass von Auflage zu Auflage um eine optimale Darstellung z.B. der Empfindung des „Stechens“ gerungen wurde, die erst nach und nach einmündete in die jetzige Aufteilung in „Feines Stechen“, „Punktuelles Stechen“ und „Schneidendes Stechen“. Die Intention war offensichtlich, möglichst wenig Rubriken mit möglichst guter Trennschärfe zu erhalten. Dies bedeutet für den heutigen Anwender die Notwendigkeit, die exakte Bedeutung der Rubriken auch ebenso exakt wahrzunehmen. Dies bedeutet auch, dass die Bogerschen Querverweise zu diesem Zweck genau beachtet werden müssen und von späteren Autoren angegebene Querverweise nur mit Vorsicht integriert werden dürfen.

2.3 Synopse

„Die Synopse dient der Klärung des *allgemeinen Ausdrucks oder Genius* einer jeden Arznei und hilft dem Verschreiber bei der Korrektur seines Kurses. “

C. M. Boger im Vorwort des SK-1

Es ist kaum vorstellbar, dass eine Arzneibeschreibung kompakter sein kann als diejenige der Bogerschen Synopse. Die Anordnung der Symptome erfolgt derart, dass mit einem Blick der Ähnlichkeitsbezug der Arznei zum betrachteten Fall überschaubar ist.

Abgetrennt vom restlichen Text ist die Darstellung der regionalen Bezüge und der Modalitäten. Ursprünglich waren sie derart angeordnet, dass die Angaben der Wertigkeit nach sortiert waren, womit ganz zentrale Aspekte sofort ins Auge fielen. Im Verlauf der Wertigkeitsveränderungen in den verschiedenen SK-Auflagen und durch die Zusammengehörigkeit mancher Aspekte wurde von dieser Reihenfolge mitunter etwas abgewichen.

Im Anschluss daran werden allgemeine Genius-Symptome aufgelistet – Symptome mit derartiger Aussagekraft, dass jede Ähnlichkeit mit charakteristischen Patientensymptomen bereits einen starken Verdacht auf das Mittel lenkt. Hier finden sich oft Begriffe, die mit überraschender Prägnanz und Präzision wesentliche Aspekte der Arznei auf „den Punkt bringen“.

Durch „ ....“ davon abgetrennt, folgen diskrete Charakteristika, also Symptome, die nicht einfach als Lokalsymptome zu verstehen sind, sondern trotz ihrer Beschränkung auf gewisse Bereiche häufig als auffallendste, begleitende oder immer wieder auftauchende Symptome hervorstechen.

Synopse

Region (Lokalisation, Region, Gewebe, Organ, System)	Verschlechterungs- Modalitäten Besserungs- Modalitäten

Körperliche allgemeine Empfindungen und Beschwerden, pathologische Allgemeinsymptome, Konstitution, Diathese und Temperament, Krankheitsentwicklung, Zeitverlauf, miasmatische Aspekte, Begleitsymptome, „als-ob“-Empfindungen, Gemüt (falls dominierend)

.... (Trennungszeichen)

Gemüt (emotional, intellektuell, Entwicklung), Schwindel, Lokalsymptome (Kopf-bis-Fuß-Schema, charakteristische Lokalsymptome, einzelne körperliche Allgemeinsymptome wie Durst, Appetit usw.), Frost, Hitze, Schweiß, Haut, Haare, Nägel, Talgdrüsen, Schlaf und Träume.

Arzneibeziehungen

In einer Bogerschen Textpassage können wir mehr über die Anordnung und den Zweck dieser Darstellung erfahren:

„Beim Studium der Arzneien sind wir daran gewöhnt, der üblichen Reihenfolge mit der gewohnten Anordnung der Organe vom Gemüt bis zu den unteren Bereichen zu folgen. Während wir das tun, versäumen wir das Wesentliche, das eigentliche Ziel unseres Studiums, und so nehmen wir das Ganze derart dissoziiert auf, dass wir die Kongruenz der Symptome übersehen, die bestimmte Ärzte bei der Veröffentlichung ihrer Arznei-Enzyklopädien aufzustellen versuchten. Lassen Sie uns irgendeine Arznei nehmen – Ipecacuanha zum Bespiel. Ein roter Faden in Ipecacuanha ist wohl recht wahrscheinlich: Erbrechen nach dem Frühstück, Erbrechen hier und da und noch woanders. Sie haben immer wieder diese Wiederholung davon in Verbindung mit fast jedem Symptom.

Wenn man nun diese Verbindung bei jeder Symptomatologie sieht, dann hat man die Basis, eine sichere Basis, von der aus man sich emporarbeiten kann.

In meinem „Synoptic Key“ – besonders in der neuen Auflage – habe ich versucht, das ein bisschen auf den Punkt zu bringen, wie man auf eine Arznei kommt, wie die führenden Indikationen jeder Arznei gefunden werden, wie über fast jedem Symptom der ganzen Arznei dieser rote Faden steht, und dies ist in keinem Fall nur ein Keynote-Symptom.

Die andere Klasse von Symptomen, die wir haben, sind die übriggebliebenen, die eigenartigen, ungewöhnlichen Symptome. Diese können auf verschiedene Arten verwendet werden und werden auch auf verschiedene Arten verwendet, und diese eigenartigen Symptome kommen nicht oft gemeinsam mit den grundlegenden Symptomen vor, aber diese grundlegenden Symptome und diese Kongruenz der Symptomenanordnung muss zuerst verstanden werden, bevor man den Rest verstehen kann.

Nehmen Sie einmal eine Arbeit wie die Allensche Encyclopedia, und Sie müssen eine Arznei sorgfältig durchlesen, bevor sie diese verstehen, und doch muss ich hier eingestehen, wenn Sie sich vornehmen, eine Arznei wie Thuja zu lesen, die über 3300 Symptome hat, dann haben Sie einiges an Arbeit vor und jemand, der praktizieren möchte, wird kaum genug Zeit haben, sich das Bild von Thuja einzuprägen – dies muss während des Studiums getan werden.“

C. M. Boger in einem Diskussionsbeitrag zu
„The homoeopathic labyrinth“ Dayton T. Pulford
Auszug aus HRec XLIV 1929 – June

Es geht Boger also bei der Darstellung der Arzneisymptome darum, dass die wesentlichen Züge der Arznei – die Pathogenese durchdringende Aspekte ebenso wie herausragende Symptome – auf stimmige Weise miteinander verknüpft werden. Die Arznei wird ausgedrückt durch eine Verflechtung all dieser Ausdrücke, bei der zwar die wichtigsten Schwerpunkte an den Anfang gestellt werden, auf eine starre Segmentierung im Sinne des Kopf-bis-Fuß-Schemas jedoch bewusst verzichtet wird. Dies ist die konsequente Umsetzung des Genius-Gedankens, der sich nicht auf ein lokales Symptom reduzieren lässt.

Scheinbare Lokalsymptome in der Synopse erweisen sich in Wirklichkeit als markante Begleitsymptome oder als alles überragende Aspekte, die an der Spitze der Symptomen-Totalität stehen können. Es spricht sogar einiges dafür, dass auch diese Symptome erst dann Beachtung in der Synopse fanden, wenn sie die Symptomen-Totalität eines oder mehrerer Fälle dominierten und somit die Mittelwahl ermöglichten. Diese Symptome haben somit den Charakter von „wahlhinweisenden" Symptomen.

Zusammenhang Synopse und Analyse

Wie im weiteren Verlauf dieser Darstellung noch erläutert wird, gibt es keinerlei Grund zu der Annahme, dass die Symptome der Synopse in der Analyse wiederzufinden sind und umgekehrt. Natürlich überschneiden sich beide Bereiche zu etwa 80%, aber immer wieder finden sich wichtige Arzneisymptome nur im Analyse-Kapitel oder nur in der Synopse-Darstellung – im repertorialen Teil gibt es allerdings naturgemäß weitaus mehr Symptome. Die Gründe hierfür werden in Kapitel 3 beleuchtet. Wichtig ist an dieser Stelle nur, dass eine umfassende Kenntnis der Arzneiwirkung erst durch die Gesamtschau von Analyse- und Synopse-Angaben möglich ist.

„Der Verschreiber muss nur an die Tatsache denken, dass der letztendlich *differenzierende Faktor zu jeder möglichen Rubrik* – an welcher Stelle auch immer – gehören kann und dass die Reichweite dieser Rubriken weit über die der beigefügten Synopse-Texte hinausgeht."

C. M. Boger im Vorwort zu SK-1

Wertigkeiten

Auch in der Synopse werden Symptom-Wertigkeiten durch den Schrifttyp ausgedrückt. Auffallend ist, dass die hierbei angegebenen Wertigkeiten nicht unbedingt identisch sind zu den Wertigkeiten der entsprechenden Arzneien im repertorialen Teil. Offensichtlich gelten hier andere Maßstäbe. Die naheliegendste Erklärung ist, dass die Wertigkeit als Maß dafür steht, wie markant dieses

Symptom die Arzneimittel-Prüfung durchdringt – als Begleitsymptom unter vielen Lokalisationen, als Modalität oder Empfindung bei den unterschiedlichsten Beschwerden oder z.B. als ein ganz herausragendes Lokalsymptom, das oft einen Fall kennzeichnet und somit öfter als andere Symptome dieser Arznei als wahlhinweisend wahrgenommen wird.

Satzzeichen

Eine große Bedeutung kommt den Satzzeichen zu. Um auf engstem Raum die größtmögliche Informationsmenge darzustellen, wurde ein Komma verwendet, um Symptomfragmente in einander ergänzenden Weise anzugeben. Das Semikolon dagegen steht dafür, dass das darauf folgende Fragment sich nur auf die allererste Angabe des Satzes bezieht. Zum Beispiel findet sich in der Synopse von China die Angabe: „**DURCHNÄSSENDE SCHWEISSE**; **NACHTS**, < **geringste Bewegung**; durch Schwäche, etc.“ Dies bedeutet, dass durchnässende Schweiße nur dann, wenn sie nachts auftreten, durch die kleinste Bewegung schlimmer werden. Sie können jedoch auch durch Schwäche ausgelöst werden. Der verwendete Schrifttyp zeigt, dass die Verbindung der durchnässenden Schweiße mit der nächtlichen Verschlimmerung die häufigste Variante darstellt, die wiederum oft auch noch eine Bewegungsverschlimmerung aufweist. Die schwächeinduzierte Schweißbildung ist weniger häufig anzutreffen – im Bogerschen Maßstab gesehen aber dennoch ein sehr häufiges und markantes Symptom.

Versucht man, die Arznei-Darstellung im Sinne der Hahnemannschen Arzneimittellehren zu rekonstruieren, werden ca 80% der Einträge dadurch verständlich. Was jedoch überrascht, ist, dass mit diesem Ansatz wesentlich mehr Angaben in der Synopse erwartet werden müssten. Dieser Widerspruch kann nur aufgelöst werden vor dem Hintergrund des Bogerschen Ansatzes, vorwiegend verifizierte Charakteristika in die Synopse aufzunehmen. Wird die Quellenanalyse z.B. mit einer quellenbereinigten Ausgabe der Heringschen „Guiding Symptoms“ (HGS-Till) oder einer noch umfangreicheren Arzneidarstellung (HMA) vorgenommen, zeigt sich eine weitaus deutlichere Übereinstimmung.

Differenzierungen

„Die in Klammern hinzugefügten, am nächsten verwandten Arzneien im Anschluß an einige der wichtigeren Symptome erweitern den Horizont der Synopse beträchtlich und erleichtern auch die Differenzierung.“

C. M. Boger im Vorwort des SK-1

In den ersten Auflagen des „Synoptic Key“ war die Synopse stark durchsetzt von Symptomen, denen eingeklammerte Vergleichsarzneien beigefügt waren. Diese wurden ab der SK-4-Auflage in das Ergänzungsregister des „Synoptic Key“ verschoben. Nur noch wenige dieser Arzneivergleiche sind in der Synopse verblieben und erinnern daran, dass von Anfang an eine enge Verflechtung von repertorialen und synoptischen Aspekten vorgesehen war.

Anwendung

Die beschriebene Darstellungsform der Arznei in der Synopse weist bereits auf die Anwendungsmöglichkeit hin. Es geht um ein schnelles Erfassen der Arzneiwirkung. Oft wird stichwortartig nur ein Wort oder ein Satz verwendet, der sich erst bei guter Arzneikenntnis zu seiner eigentlichen Bedeutung entfaltet. Boger schien davon auszugehen, dass der Leser über ausgesprochen gute Materia-Medica-Kenntnisse verfügte – mit dieser Voraussetzung ergeben die stichwortartigen Angaben eine äußerst umfassende Übersicht über die unterschiedlichsten Aspekte der Arznei.

Die spezielle Anordnung und Strukturierung der Darstellung erlaubt das Erkennen der Schwerpunkte der Arzneiwirkung und ermöglicht somit in kürzester Zeit die Einschätzung, ob die Arznei-Totalität eine genügende Ähnlichkeit zum vorliegenden Fall aufweist. Boger geht es zudem auch darum, bei jedem Schritt der Fallanalyse das Ganze der Arznei im Überblick zu behalten – ein wichtiger Gegenpol zu der segmentierten Betrachtung der Repertorisation. Die zu jedem Zeitpunkt eingeforderte „Gesamtschau“ der Arznei führt zu der Überschrift des Kapitels: Synopse.

„Was eine Heilung oft erschwert, ist die Überbetonung von manchen Einzelheiten auf Kosten des Krankheitsbildes als Ganzem. Dies zerstört die Symmetrie und führt zu einer verzerrten Wahrnehmung des natürlichen Bildes der Krankheit. Dies heißt natürlich nicht, dass alle Symptome auf der gleichen Ebene stehen, da bestimmte Effekte zwangsläufig über die anderen herausragen, und doch sind sie nur ein Teil bzw. Bestandteil von ihnen. Dies ist die Art, wie wir unsere Arzneien kennenlernen müssen, so, wie wir unsere Freunde kennenlernen, durch *ihr Auftreten oder ihre Persönlichkeit*; ein sich ständig ändernder, zusammengesetzter Ausdruck, der jedoch immer das gleiche Motiv wiederspiegelt.“

C. M. Boger im Vorwort zu SK-1

Ein weiterer Aspekt verdient Beachtung: Es geht Boger in der Synopse nicht darum, eine Arznei in allen ihren Facetten umfassend darzustellen. Es geht vielmehr darum, herauszustreichen, welche Aspekte der Arzneien diese charakterisieren und der Unterscheidung von anderen Arzneien dienen. Eine derartige Arzneidarstellung setzt die betrachtete Arznei in Beziehung zu verwandten Arzneien. Veränderungen an einer Arznei können durchaus Korrekturen an anderen Arzneien zur Folge haben. Die Arzneidarstellungen der Synopse charakterisieren also nicht nur die einzelnen Arzneien, sondern bringen das Miteinander-Verwoben-Sein der gesamten Materia medica zum Ausdruck. So kann der Begriff „Synopse“ durchaus auch im Sinne einer Gesamtschau der Materia medica verstanden werden.

2.4 Ergänzungsteil

Arzneiwirkungs-Dauer

Der dritte Teil des „Synoptic Key“ wird mit einer Übersichtstabelle über die minimale Arzneiwirkungs-Dauer eingeleitet. Erst ab SK-3 wird sie eingeführt und hierbei noch mit dem Hinweis versehen, dass die Angaben aus „Boenninghausen, All. Hom. Zeitung, Vol 49. pp 81.“ entnommen wurden. Während die Bönninghausensche Klassifizierung nur eine relative Wirkungsdauer angibt (kurz oder lang usw.), setzt Boger diese Angaben in eine konkrete Anzahl von Wochen um (ähnlich wie G. H. G. Jahr in seinem „Symptomen-Codex“). Diese Angaben werden unabhängig von den verwendeten Potenzen aufgeführt und im Verlauf der folgenden SK-Ausgaben variiert (meist verlängert) – ein Zeichen dafür, dass Boger diese Tabelle offensichtlich für die praktische Arbeit als hilfreich erachtete. Ab der SK-4-Ausgabe wird in die Überschrift das Wort „minimum“ eingefügt, offensichtlich wollte Boger einer Fehlinterpretation im Sinne von absoluten Wirkungsdauern vermeiden. Zudem entfällt der Hinweis auf Bönninghausen, vermutlich, da die angegebenen Zeiträume eher der Bogerschen Erfahrung zuzuordnen sind als der Bönninghausens. Darüber hinaus wurden Chi-s., Crot-h., Pru-s. und Saba. von Boger neu in das Schema integriert.

Die angegebene Tabelle ermöglicht eine Übersicht über die minimale Wirkungsdauer der Arzneien. Diese Wirkungsdauer ist unabhängig von ihrer Potenzierung – ein Aspekt, der überraschen mag und der in (BEAH) diskutiert wird. Arzneien ohne Angabe oder mit nur sehr kurzer Wirkungsdauer entfalten und verlieren ihre Wirkung schnell, eignen sich somit für hochakute Erkrankungen. Arzneien mit einer Wirkungsdauer von 2-3 Wochen stehen für nicht allzu schnell verlaufende akute und für nicht allzu tief verwurzelte chronische Krankheiten zur Verfügung. Mit zunehmender Wirkungsdauer der Arznei kann mit zunehmender Eignung für tiefergehende, chronische Prozesse gerechnet werden – hierbei steigt allerdings auch das Risiko, bei einer zu frühen Wiederholung der Gabe den Prozess zu stören. Falls unklar ist, ob eine Arzneiwirkung eingesetzt hat, sollte somit die angegebene Mindestwirkungsdauer beachtet werden, bevor die Arznei wiederholt wird.

Arzneimittelbeziehungen

Die danach folgende Auflistung der komplementären und antagonistischen Arzneien geht meist über die Angaben analoger Arzneibeziehungen in der Synopse hinaus. Als Quelle der Liste komplementärer Arzneien erwies sich die Veröffentlichung eines Kollegen (Olds), die Auflistung antagonistischer Arzneien ist – in Ermangelung einer bekannten Quelle – eher auf Bogers private Aufzeichnungen zurückzuführen.

Ergänzungsregister

Dieses Ergänzungsregister (ER) stellt wohl die größte Herausforderung bei der Annäherung an das „Synoptic Key“ dar. Es bietet Raum für die unterschiedlichsten Interpretationen und Spekulationen. Nirgendwo in der Homöopathie-Literatur findet sich ein Analogon zu dieser Darstellung, nirgendwo ein geeigneter Hinweis Bogers auf ihre Funktion. Einiges wird jedoch dadurch klarer, dass inzwischen die Sichtung der früheren SK-Auflagen möglich ist und die Entwicklung des ER mehr und mehr nachvollziehbar wird.

In der SK-1-Ausgabe gibt es keinen derartigen Anhang – er war offensichtlich nicht von Beginn an Teil des Konzeptes Bogers. Bereits in der zweiten Auflage wird jedoch ein Index eingeführt. Dieser Index erfüllt die Funktion eines Bindeglieds zwischen Repertorium und Materia medica und wird von Boger im – veränderten – Vorwort auch als solches dargestellt:

„Repertorium und Synopse wurden im Sinne einer gegenseitigen Wechselbeziehung und Ergänzung entwickelt und sind für den gemeinsamen Gebrauch vorgesehen. Eine große Hilfe hierbei stellt das Ergänzungsregister dar.“

C. M. Boger im Vorwort zu SK-2

Diese Tabelle im SK-2 ist primär als Index zu verstehen, der sich einerseits auf Textstellen im Analyse-Teil (eine Seitenzahl verweist auf die Stelle), andererseits als Hinweis auf Differenzialdiagnosen im Synopse-Teil bezieht (hier wird der Arzneiname angegeben; meist findet sich in der entsprechenden Arzneidarstellung das Symptom nebst einer Liste von Vergleichsarzneien hierzu). Besonders interessant sind auch Angaben mit mehreren Seitenzahlen, die auf unterschiedliche Fundstellen im Analyse-Teil hinweisen. Manchmal sind dies einfach Hinweise auf unterschiedliche Aspekte, die mit ähnlichen Worten ausgedrückt werden. Meist wird jedoch durch diese Darstellung eine Verbindung zwischen verschiedenen Ausdrucksformen des Symptoms in verschiedenen Körperregionen geschaffen – eine für die Praxis enorm hilfreiche Konstruktion.

Für die SK-3-Auflage wurden viele neue Rubriken ergänzender und experimenteller Natur in das ER eingebaut. Da für die gleiche Auflage auch der Analyse-Teil erweitert wurde, müssen diese ER-Ergänzungen eine andere Funktion oder Bedeutung aufweisen und dürfen nicht mit den Analyse-Rubriken vermischt werden. Man kann davon ausgehen, dass es sich um vorsichtige, noch unbestätigte oder nicht hinreichend bestätigte Ergänzungen zu den angegebenen Analyse-Rubriken handelt, die auch oft noch nicht durch unterschiedliche Wertigkeiten auf Praxisrelevanz schließen lassen. Mitunter sind auch einzelne klinische Erfahrungen Bogers erkennbar, die jedoch noch ohne Differenzierungsmöglichkeiten im Raum stehen und somit noch nicht als eigentliche Rubrik angesehen werden können. Darüber hinaus finden sich Textstellen, die aus der Literatur übernommen wurden und für die weitere praktische Erprobung bereitstehen.

Für das SK-4 erfolgten weitere große Veränderungen. Am offensichtlichsten ist dabei die Verlegung der Differenzialdiagnosen aus dem Synopse-Teil in das ER, ein Schritt, den Boger in der neu geschaffenen Einleitung zum ER mit größerer Klarheit und Arbeitserleichterung begründet. Zudem werden viele weitere experimentelle Rubriken eingeführt, oft auch Rubriken, die eine große Zahl ungewichteter Arzneien beinhalten. Hierbei handelt es sich häufig um Rubriken, die aus Bönninghausens „Aphorismen des Hippokrates“ übernommen und dabei oft nur skizzenhaft tituliert wurden, so dass mitunter die genaue Bedeutung ohne Kenntnis des Originals nicht ersichtlich wird. Auch hierin ist ein Hinweis zu sehen, dass Boger das „Synoptic Key“ als Merkhilfe für bereits Bekanntes konzipierte, nicht als Nachschlagewerk für den Anfänger.

Die posthumen indischen Ausgaben („Memorial Edition“, SK-5) zeigen nur leichte Erweiterungen des bisherigen Konzeptes auf, es wurden in den letzten Jahren Bogers keine grundlegenden Veränderungen mehr durchgeführt. Dass das existierende Konzept aber weitergeführt wurde, spricht dafür, dass Boger diese Aufteilung des „Synoptic Key“ für ausgereift hielt.

Die historische Betrachtung des Ergänzungsregisters lässt – entgegen anderen Überlegungen (PSan) – keinerlei Tendenzen erkennen, die repertoriale Struktur der Analyse mehr und mehr in die alphabetische Struktur der ER zu übertragen. Vielmehr gibt es einen leichten Fluss von Arzneien vom 3. in den 1. Teil, der vermutlich auf deutlichere Verifikation und zunehmende Relevanz für die Praxis zurückzuführen ist. Aber grundsätzlich ist die Tendenz eindeutig, dass der 3. Teil einen Rahmen bietet für Experimentelles, Vorübergehendes, Arbeitshypothesen, Unausgereiftes und auch so Wesentliches wie z.B. Symptomenverbindungen, die andernorts nicht in die repertoriale Struktur passen. Eine Baustelle also, die als Garant für eine weitergehende Entwicklung und Konsolidierung der anderen SK-Teile gelten kann. Aber auch eine Art „Schwarzes Brett“, eine Sammlung von Notizen, die vielleicht irgendwann einmal wichtig sein werden. Und – in erster Linie – die Klammer, die die verschiedenen Teile von Analyse und Synopse in Verbindung hält.

Wertigkeiten

Die Wertigkeiten sind – in Analogie zum Synopse-Teil – proportional zur Häufigkeit der klinischen Verifikation zu verstehen. Gerade im ER-Teil muss davon ausgegangen werden, dass vorwiegend einwertige Angaben innerhalb einer Rubrik mitunter einfach aus der Literatur übernommene Arzneiaufzählungen sind, die sich erst im weiteren Verlauf dem Bogerschen Praxis-Test hätten unterziehen müssen. In anderen – klein und unvollständig erscheinenden – Rubriken handelt es sich dann eher um Praxiserfahrungen Bogers, die er zwecks weiterer Ausfeilung auf den Prüfstand stellen wollte.

„Ergänzendes“ Repertorium

Ein Aspekt muss hervorgehoben werden, der für die Praxis von großer Bedeutung ist – die Tatsache, dass es sich beim ER eben um eine Ergänzung handelt, nicht um ein eigenes Repertorium. Wenn eine entsprechende Analyse-Rubrik vorliegt, wird am Anfang der ER-Rubrik auf die Seitenzahl der Analyse-Rubrik verwiesen. Und es muss davon ausgegangen werden, dass eine ER-Rubrik nur dann als Ergänzung zu einer Analyse-Rubrik zu verstehen ist, wenn diese keinen Hinweis auf eine stimmige Arznei beinhaltet. Dies gilt auch für alle Unterrubriken, die im ER unter einer Rubrik mit Seitenzahl aufgeführt sind.

Wenn also in SK-JA z.B. die ER-Rubrik „Hals“ auf die Seitenzahlen 58, 59, 60 verweist, bedeutet dies, dass die darauf folgenden ER-Unterrubriken – wenn notwendig – ergänzend zu den Rubriken der angegebenen Analyse-Seiten zu verstehen ist. Nicht immer findet sich ein Analogon zu der ER-Rubrik, aber immer, wenn eine Seitenzahl darauf verweist, sollte zuerst dort nachgeschaut werden. So sollte die Rubrik „ER – Hals – entzündet“ als evtl. notwendige Ergänzung zur Analyse-Rubrik „Halsentzündung, einfache, Angina“ (SK-JA S. 59) verstanden werden. Mitunter findet sich auch eine ER-Unterrubrik, in der auf eine hierfür spezifische eigene Bezugs-Rubrik hingewiesen wird. So führt die ER-Rubrik „Hals – rot – äußerlich: 78“ zum Repertoriums-Kapitel „Äußerer Hals“ – der Leser wird aufgefordert, dort nach Rubriken zu suchen, die vielleicht besser passen und – vor allem – besser klinisch erprobt sind als die ER-Rubrik. Um die Anwendung sicherer und flexibler zu gestalten, wurden für die Übersetzung der SK-JA-Ausgabe zusätzliche Verweise eingeführt (z.B. bei „Hals“ 8, 63, 64, 78 – im Unterschied zu den halbfett gesetzten Bogerschen Original-Angaben im Normaldruck).

Dieses System mag auf den ersten Blick umständlich erscheinen – es ist verlockend, alle analogen Rubriken zusammenzulegen. Aber: wo dies möglich ist, hat Boger dies schon getan! Es liegt in der Konzeption des „Synoptic Key“ begründet, diese verschiedenen Ebenen in eine kreative Wechselwirkung zu bringen, und nicht, sie zu verschmelzen. Dies dient dazu, vorschnelle Rubriken-Entscheidungen in Frage zu stellen. Der Anwender wird zu synonymen, teilweise auch generalisierten Analog-Rubriken geführt.

Ihm wird mitgeteilt, er möge doch lieber erstmal dort schauen, wo die Praxis bisher bessere Ergebnisse erzielte. Oder er wird zu der Überlegung aufgefordert, ob das Symptom vielleicht generalisierbar ist. Und wenn er hierbei nicht fündig wird, werden Alternativen vorgestellt.

Aphorismen des Hippokrates

Bereits in (Ho00) wurde darauf hingewiesen, inzwischen konnte es genau rekonstruiert werden: der größte Teil der Bönninghausenschen „Aphorismen des Hippokrates“ (AHP) wurde – wo möglich – von Boger in der 4. Auflage des „Synoptic Key“ in das Ergänzungsregister integriert. Hierbei handelt es sich um hochwertige Erfahrungen Bönninghausens, oft auch um eine äußerst aussagekräftige Symptomenkombination, die sonst nirgends zu finden ist. Ein genaueres Betrachten dieser AHP-Einträge ermöglicht ein besseres Verständnis der Art des Umgangs mit dem Ergänzungsregister. Folgende Beispiele mögen dies verdeutlichen:

Die unter AHP VII-29 des Bönninghausenschen Originals verzeichnete „Hautwassersucht, mit bleicher, aufgedunsener Haut“ mit aufgerührten 23 Arzneien findet sich unter „Anasarka“ im Bogerschen ER mit dem exakt gleichen Mittelpool. Hier findet sich die vollständige Rubrik im ER – da keine Seitenzahl angegeben ist, scheint es keine bessere – von Boger selbst verifizierte – Rubrik im Analyse-Teil zu geben.

Die AHP IV-81 Angabe zu „Diabetes mellitus“ findet sich exakt so in Bogers ER wieder, außer dass ab SK-5 Uran-n. in den Mittelpool übernommen wurde. Auch hier gibt es keine Alternative im Analyse-Teil.

Die ER-Modalität „Milch Amel.“ bezieht sich auf die AHP V-64-Angabe „bei starken Blutverlusten wird Milch trinken gut vertragen“. Die Bönninghausensche Auflistung von 8 Arzneien wird von Boger übernommen und um Acon. und Chel. erweitert.

„So schwierig und unsicher die Heilung der Coxalgie auch für den Homöopathen ist, wenn das Uebel lange gedauert, „alles Mögliche“, auch das Glüheisen bereits angewendet, und nun die Verwachsung des Hüftgelenks bereits ausgebildet ist, so leicht und

sicher ist die homöopathische Heilung derselben, wenn sie erst neu entstanden und noch in keiner Weise, weder innerlich noch äußerlich, behandelt war. In solchen Fällen bieten sich allerdings gar viele Mittel zur Wahl dar, und es können nach den Umständen alle Folgende angezeigt sein:
Acon., Ambr., Ap. mel., Arg., Arn., Ars., Asa foet., Aur., Bell., Bry., Calc., Canth., Caust., Cham., Coloc., Creos., Dig., Dros., Graph., Hep., Led., Lyc., Merc., Mezer., N. vom., Oleand., Petr., Phosph., Puls., Rhus, Ruta, Sabin., Sep., Sil., Staph., Sulph., Thuj., und Zinc.
Aber die Art der Schmerzen und das Verhalten derselben nach Zeit, Lage und Umständen befördern sehr die Wahl. Dabei tritt noch zu Anfange der sehr erleichternde Umstand hinzu, dass bei der oft vorkommenden Verkürzung des Beins zunächst an Ambr., Coloc., Mezer., Oleand., Phosph. und Sep., und bei Verlängerung desselben an Coloc., Creos., Rhus und Sulph. gedacht werden darf, wenn sonst die begleitenden Symptome keine Gegenindikationen enthalten. Jedenfalls muss aber, wie sich von selbst versteht, die Gesammtheit der Zeichen, wie überall, den Ausschlag geben.“

Clemens Maria von Bönninghausen – AHP VI-60

Diese Angaben Bönninghausens finden sich im ER unter dem Begriff „Hüften – Morbus coxarius“ (ab SK-4) – alle 38 Arzneien stimmen überein. Die Feinheiten der AHP-Ausführungen werden nicht aufgenommen.

So wird deutlich, dass die ER-Rubriken mit AHP-Hintergrund zum Teil erklärungsbedürftig sind und – soweit möglich – auf die Quellen zurückgeführt werden müssen (was in der SK-JA-Ausgabe bereits erfolgt ist). Das Erkennungsmerkmal für solche Rubriken ist ein relativ großer Mittelpool, bei dem jedoch (fast) alle Arzneien einwertig aufgelistet sind – ein Zeichen für die noch unausgereifte Verifikation der Angaben in der Bogerschen Praxis.

Anwendung

Da die Angaben des ER äußerst vielfältiger Natur sind, werden die unterschiedlichen Anwendungsmöglichkeiten und Besonderheiten im Folgenden exemplarisch vorgestellt:

- Augen – Augenbrauen – 43, 48, 55 (nur Bogersche Verweise)

Die hier angeführten Seitenzahlen weisen auf die Rubriken „Kopf – Stirn – Augen, über den“, „Auge – Augenbrauen“ und „Gesicht – Hautausschläge – Augenbrauen, um die Augen herum, etc.“, bieten somit dem Leser die Möglichkeit, die unterschiedlichen Ausdrucksformen der Lokalisation „Augenbraue“ gegeneinander abzuwägen. Bei anderen Beispielen dieser Art wird mitunter die Frage aufgeworfen, ob Boger die angegebenen Referenzrubriken im Sinne der Generalisierung im Überblick behalten möchte. Dafür spricht auch, dass die manchmal im ER aufgeführten ergänzenden Arzneien sich gleichzeitig auf alle aufgeführten Rubriken beziehen.

Es ist – wie bereits erwähnt – hierbei ein durchgängiges Phänomen, dass sich die im ER ergänzten Arzneien jeweils auf alle verwiesenen Stellen des Analyse-Teils beziehen. Sie werden nicht einer einzelnen Rubrik zugeordnet, sondern als Ergänzung für den gesamten Pool an Möglichkeiten aufgeführt. Bei der ER-Rubrik „Unterdrückung“ beispielsweise werden vier verschiedene – auf diskrete Unterdrückungen bezogene – Analyse-Rubriken angegeben, die alle – bei Bedarf – um die Arzneien Mez., Stram., Thu. und Ver-a. ergänzt werden können. Zudem wird in diesem Beispiel auf die Modalität „Absonderung Amel.“ verwiesen, die als generalisierte Unterdrückungs-Rubrik fungiert. Hier muss – der Anordnung des Querverweises entsprechend – nicht weiter ergänzt werden.

- Blutung, blutige Absonderung – 8. 19. Lept. Lycps. Mill. Soli. Urt-u. Ust. Vip. (wiederum hier nur Bogersche Verweise)

Hier findet sich ein – eher seltenes – Zusammentreffen verschiedener Besonderheiten. Die angegebenen Seitenzahlen verweisen zunächst auf die Analyse-Rubriken „Bluten Amel.“ und „Blutungen, blutige Absonderung“ des Allgemein-Teiles des Repertoriums. Der Leser wird aufgefordert, zunächst dort nachzuschlagen und die dort aufgeführten Arzneien zu sichten. Wenn dies nicht zu befriedigenden Ergebnissen führt, wird der Leser darauf verwiesen, die im ER aufgeführten Arzneien (Lept. Lycops. etc) – besonders in der Synopse – zu überprüfen. Oft findet sich das gegebene Symptom auch in der Synopse extra aufgeführt. In der Analyse-Rubrik „Blutungen, blutige Absonderung“ ist z.B. Millefolium angegeben, in der Rubrik „Bluten Amel.“ dagegen nicht. Es geht bei diesem ER-Eintrag also um die Praxisrelevanz von Millefolium speziell bei der angegebenen Modalität. Da die Synopse-Darstellung von Millefolium die entsprechende Modalität aufführt und somit als äußerst charakteristisch für diese Arznei kennzeichnet, bedeutet dies, dass dieses Mittel bei der Blutungsverbesserung bisher dennoch nur relativ selten – oder gar nicht – vor anderen Arzneien den Vorzug bekam. Hier liegt nun der eher ungewöhnliche Fall vor, dass Millefolium im ER fett gedruckt wurde, somit innerhalb der dort aufgeführten Arzneien eine herausragende Position einnimmt. Dennoch hatte es in der Praxis bei diesem Symptom (noch) nicht den Stellenwert erreicht, um in die Modalität des Analyse-Teiles übernommen zu werden. Glücklicherweise sind nur wenige Angaben von solcher Komplexität.

- Stuhl – schaumig – Fließschnupfen, bei: Calc-c. Canth. Cham. Chin. Colo. Iod. Lach. Mag-c. Merc. Op. Rhus-t. Rut. Sul. Sul-ac.

Eine relativ hohe Zahl angegebener ER-Arzneien und die (meist) durchgängige Einwertigkeit weist – wie oben aufgeführt – auf eine Literatur-Rubrik hin, hier aus Bönninghausens AHP-VII-30. Zudem erscheint die hier aufgeführte Symptomenkombination doch etwas zu seltsam, um eine derart große Anzahl von Arzneien zu rechtfertigen. Ein Blick in die AHP bringt die Erklärung: Es handelt sich um eine Bönninghausensche Rubrik für „schaumige Durchfälle“, die nur wegen eines Hippokrates-Zitates in einen spekulativen Zusammenhang mit Fließschnupfen gebracht wird. Aber eine derartige Symptomenverbindung ist bei den zitierten Arzneien eindeutig nicht gemeint! Also auch hier eine Bogersche Merkhilfe – die nur denjenigen etwas nutzt, die die AHP-Zitate durchgearbeitet haben. Glücklicherweise sind derart versteckte Informationen eher selten und in der SK-JA-Ausgabe kenntlich gemacht.

- Stuhl – schaumig, schwallartig: Chin. Crot-t. Elat.

Eine relativ niedrige Zahl angegebener ER-Arzneien und die vorwiegende Einwertigkeit weist hier auf eine Praxis-Erfahrung Bogers hin, die weiterer Verifizierung und Erweiterung bedarf und keineswegs Vollständigkeit suggerieren darf. So gesehen ist ein „Einzug“ in den Analyse-Teil noch nicht möglich. Dennoch kann der bisherige Erfahrungsstand genutzt werden, um ggf. die entsprechenden Synopse-Hinweise zu überprüfen. Die fehlende Seitenzahl weist auch darauf hin, dass eine derartige Rubrik im Analyse-Teil nicht existiert, es sich somit um die Vorstufe einer neuen Rubrik handelt.

- Mond, Neumond: Nux-v. Rhus-t. Sil.
  - erstes Viertel: Ars. Bry. Nat-m.
  - Vollmond: 13. Calc-c. **Pho.** Sul.
  - letztes Viertel: Lyc. Sep.

Hierbei handelt es sich um den praktischen Extrakt eines groß angelegten Bogerschen Experimentes, das einen Zusammenhang von Arzneiwirkung und der zum Zeitpunk der Gabe vorliegenden Mondphase untersuchte. Das Experiment wurde im Rahmen des „Zeit-Repertoriums“ (im Original im HRec 1931) protokolliert. Während ein Großteil der Beobachtungen statistisch nicht signifikant waren, wurden diejenigen, die Boger deutlich genug erschienen, im Rahmen der obigen ER-Einträge für die Praxis überprüfbar gemacht – offensichtlich bereits mit Erfolg bei Phosphor. Die Rubrik ist so zu verstehen, dass eine Verabreichung der Arznei zu diesem Zeitpunkt mit größerer Wahrscheinlichkeit erfolgreich ist als zu einem anderen Zeitpunkt – was jedoch in der Regel korrelieren dürfte mit der Verschlimmerungszeit, wenn man annehmen kann, dass Patienten auf dem Höhepunkt des Schmerzes ärztliche Hilfe suchen. Der bei „Vollmond“ angegebene Hinweis auf die „Mondphasen-Rubrik“ des Analyse-Teils ist hier nicht als Ergänzung zu sehen (unterschiedliche Hintergründe der Rubriken), sondern als Querverweis.

Diese Beispiele mögen genügen, um einen Eindruck von der Vielschichtigkeit des ER zu vermitteln. Natürlich lassen sich hier noch unzählige andere Details finden, die der Erwähnung wert wären, aber den Rahmen dieser Broschüre sprengen würden. Auch spiegeln obige Beispiele die eher schwierigen Aspekte wieder – die Mehrzahl der Rubriken ist wesentlich leichter zu erfassen. Das ER belegt gerade in seiner Unvollkommenheit und Inkohärenz die Entwicklungsfähigkeit des „Synoptic Key“, dokumentiert den

Anspruch Bogers, die Dinge ständig weiterzuentwickeln und auch vor neuen Ideen und Arbeitshypothesen nicht zurückzuschrecken. Und jeder Eintrag im ER stellt eine Herausforderung an den Leser dar, sich doch auch die zugehörige Synopse-Darstellung durchzulesen.

Matrix

Das Ergänzungsregister vermittelt so den Eindruck einer **Matrix**, die den Analyse- und Synopse-Teil umfasst, alles miteinander in Verbindung setzt, die anderen Bestandteile sozusagen „nährt“ und für eine Art „Stoffwechsel“ sorgt. Das Ergänzungsregister besteht aus Angaben aus der Literatur, aus der Praxis anderer Autoren und nur rudimentär aus der Bogerschen Praxis – eine Ebene, die nicht mit der Analyse-Ebene vermischt werden darf, aber langsam durch praktische Erfahrungen dorthinein einsickern kann. Es lehnt sich ebenso eng an die Synopse an, verweist auf deren Informationen und ergänzt diese um Querverweise und zusätzliche Angaben. Auch in die Synopse fließt schließlich praktisch Erprobtes ein. So kann das ganze Gebilde des „Synoptic Key“ optimal an die Entwicklung der Praxis anpasst werden.

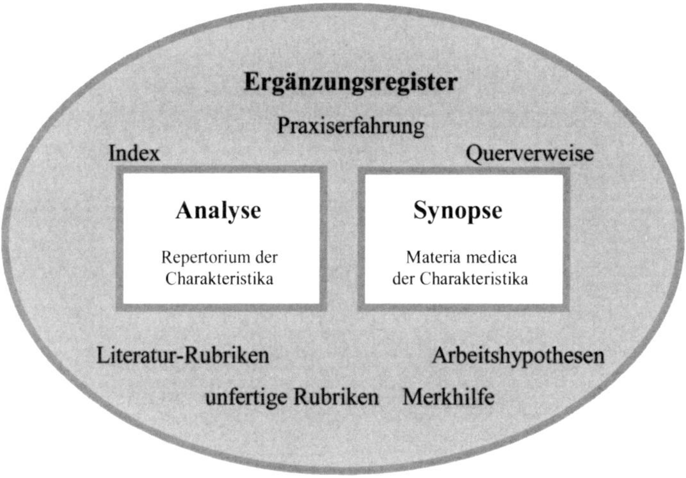

Arbeit mit dem ER

Aus all diesen verschiedenen Funktionen ergibt sich folgender Umgang mit dem Ergänzungs-Teil:

1) Einschätzung der Funktion des Eintrages

reiner Index:	nur Seitenzahlen ohne Arzneien
Dokumentation:	nur einzelne Arzneien (meist einwertig)
Literaturstelle:	große Rubrik ohne Wertigkeiten
Repertorium:	große Rubrik mit Wertigkeiten

2) Nachschlagen aller Seitenverweise vor Rubrik und ggf. Ober-Rubrik (diese Funktion des ER wurde im SK-JA vervollständigt)

3) Nachschlagen aller aufgeführten Arzneien in der Synopse entsprechend der Einschätzung von 1).

Rein pragmatisch gesehen kann die Arbeit mit dem „Synoptic Key“ durchaus mit dem Nachschlagen im ER beginnen – die alphabetische Struktur ist leicht zu überschauen, die Orientierung im Analyse-Teil wird durch die Indexfunktion erleichtert, analoge Rubriken werden ins Gedächtnis gerufen. Mit fortschreitender Kenntnis der Analyse-Rubriken wird man eventuell auch gleich dort nachschlagen und – je nach Notwendigkeit und Möglichkeit – deren Inhalte um die Angaben des ER ergänzen.

3 Philosophie des „Synoptic Key“

3.1 Grundlagen

Zwei Aspekte der Bogerschen Geisteshaltung können gewisserweise als Grundpfeiler des „Synoptic Key“ angesehen werden. Beide gehören durchaus in den Zeitgeist des Bogerschen Umfeldes, die eher seltene Kombination beider Aspekte erweist sich als Bereicherung für die Homöopathie.

Zum einen beruft sich Boger – ebenso wie seine Kollegen – wiederholt und mit Nachdruck auf die von Francis Bacon (1561-1626) aufgestellte Forderung nach strenger „Induktion“, wonach erst nach sorgsamer Sammlung der Fakten und gezielter experimenteller Überprüfung eine allgemeine Regel aufgestellt werden darf – eine Absage an Ideen ohne praktische Bestätigung. Die Baconschen Lehren zeigen deutlich die wunden Stellen im Wissenschaftsgetriebe auf und suchen mittels Induktion einen Ausweg aus den Sackgassen allzu phantastischer Ansätze.

Der andere Aspekt zeigt sich in Bogers häufig zum Ausdruck gebrachtem Unbehagen über Zergliederungen von Dingen, die zusammengehören. Er beobachtet besonders in der Medizin seiner Zeit einen zu sehr analytisch betonten Geist, der die Dinge aus dem Zusammenhang reißt und somit die Wahrnehmung verzerrt. Voller Interesse verfolgt er die Entwicklungen der Physik, die mittels Relativitätstheorie und Quantenphysik die Gesetze des Mechanischen sprengen und den Blick auf höhere Zusammenhänge freigeben. Auch in spirituellen Strömungen seiner Zeit findet er hierfür Bestätigung. Diesen Blick für das Ganze wünscht er sich – vergebens – für die Medizin seiner Zeit. Und auch bei seinen homöopathischen Kollegen sieht er Entwicklungen, die zu sehr das mechanische, analytische Zergliedern des Krankheitsbildes in den Vordergrund stellen und den Sinn für das Ganze – im Krankheitsbild wie in der Materia medica – verlieren. Der Dominanz der Analyse muss jetzt eine Möglichkeit zur Synthese entgegengehalten werden: Die homöopathische Synthese ist die Gesamtschau der Symptome, die Akzeptanz, dass alle Symptome ein in sich verwobenes Ganzes bilden. Diese Gesamtschau findet ihren Ausdruck in der Bogerschen Synopse.

Beide Aspekte – die in sich nicht widersprüchlich sind, sondern einander bedingen – hinterlassen ihre Spuren im „Synoptic Key". Größte Ansprüche an die Arzneien einer Rubrik (häufige praktische Verifizierung) und an die Symptome einer Arznei („charakteristische Durchdringung" der Materia medica) spiegeln den (Baconschen) Impuls zur Absicherung der Angaben wieder. Das notwendige Gegengewicht zur analytischen Vorgehensweise (Repertorium) ist die vollständige Arznei-Übersicht der Synopse, die eng in die repertoriale Arbeit eingeflochten wird und somit den Gesamtzusammenhang bewahren kann.

Für die praktische Umsetzung dieser Betrachtungen im „Synoptic Key" mögen folgende Ausführungen G. H. G. Jahrs im Vorwort zu seinem „Handbuch der Haupt-Anzeigen" (JHA) dienen:

„Text und Repertorium, wenn beide im Auszuge ihren Zweck erfüllen sollen, dürfen daher keinesweges eines aus dem andern gearbeitet werden, sondern es muss ein jeder dieser Theile für sich seine eigene, unabhängige Begründung in den **Quellen selbst finden**. Dass dadurch jeder Gedanke an irgend eine Art von Übereinstimmung beider verloren geht, ist klar; sie ergänzen sich beide gegenseitig, begründen sich aber nicht Eins in dem Andern, sondern allein in der gemeinsamen Quelle, aus der sie beide geschöpft sind."

G. H. G. Jahr – „Handbuch der Haupt-Anzeigen"

G. H. G. Jahr (1801-1875) geht davon aus, dass Repertorium und Arzneidarstellung zwar beide aus der gleichen Quelle schöpfen, aber Ersteres die Notwendigkeiten der Praxis berücksichtigen muss, Zweiteres die Schwerpunkte der Arznei als Fokus hat. Mit seinem „Handbuch der Haupt-Anzeigen" realisierte er eben dieses Vorgehen und erstellte ein Werk, das Boger in der amerikanischen Ausgabe „Jahr&Possart" zur Verfügung stand und das er sehr schätzte.

Die Angaben in Repertorium und Arzneidarstellung werden durch Wertigkeiten in ihrer Bedeutung für Praxis und Arznei moduliert – ein Aspekt, dem Boger größte Bedeutung beimaß. Auch hierzu ein Zitat G. H. G. Jahrs:

„Dessen ungeachtet lässt sich aber allerdings oft eine gewisse Rangordnung der Mittel hinsichtlich ihrer Wichtigkeit nicht verkennen; und wenn man bei ihrer Aufstellung nur nicht, wie gewisse hiesige Ärzte es einst wollten, die nackte **Zahl** der zufällig beobachteten oder bekannt gewordenen Fälle, sondern vielmehr die **Vielfachheit** der **verschiedenen** Nebenumstände, unter denen ein Mittel mit **gleichem** Erfolg sich gegen eine gegebene Beschwerde wirksam erweist, zur Basis der Unterscheidung annimmt, so können solche Unterscheidungen schon ihren Werth haben.“

G. H. G. Jahr – „Handbuch der Haupt-Anzeigen“

Jahr wehrte sich vehement gegen plumpes Auszählen zur Bestimmung der Wertigkeiten und setzte sich für eine qualitative Bestimmung ein – ein Vorgehen, das viele Bogersche Einschätzungen erklärbar macht.

Der grundlegende Ansatz des „Synoptic Key“ kann also durchaus in Analogie zu Jahrs Werk gesehen werden – aber dieses Modell allein reicht noch nicht aus, um dem „Synoptic Key“ gerecht zu werden.

Die wiederholte Betonung der Bedeutung von Symptomenverbindungen, die große Wertschschätzung gegenüber der Idee des „Cypher Repertory“ – all dies läßt das Bedürfnis Bogers erkennen, über den Jahrschen Ansatz hinaus eine Neuerung einzuführen – die interaktive Verschmelzung von **Analyse und Synopse**.

Zu Bogers Gesamtkonzept gehört auch eine Auslegung des Ähnlichkeitsgesetzes derart, dass dessen Hauptgewicht in der Ähnlichkeit zwischen den **Charakteristika der Arznei** und den **Charakteristika in der Anamnese** zu suchen ist.

3.2 Analyse und Synopse

„Korrektes Verschreiben ist die Kunst des behutsamen Anpassens pathogenetischer an klinische Symptome, und dies verlangt in unserer Zeit eine besondere Fähigkeit zum Erfassen der wesentlichen Aspekte des Symptomenbildes, harte Arbeit bei der Bewältigung einer Arbeitsgrundlage unserer riesigen Materia medica oder einen äußerst gekonnten Umgang mit vielen Nachschlagebüchern. Es ist das Ziel dieses Buches, diese Arbeit zu vereinfachen und eine Methodik hierfür einzuführen, so dass das wahre homöopathische Heilmittel leichter und sicherer ausgearbeitet werden kann. Zu diesem Zweck wurde eine Kombination von analytischer und synoptischer Methode für das Beste erachtet.“

C. M. Boger im Vorwort zu SK-1

Ziel der homöopathischen Fallanalyse ist das punktgenaue Nachschlagen eines Symptoms in seiner ganzen Verbindung von Lokalisation, Empfindung, Modalität und Begleitsymptom – eine Vorgehensweise, die mit gewöhnlichen Repertorien nicht möglich ist, da die Symptome dort in Fragmente gespalten und somit oft entwertet werden müssen. Das Ideal, die Arzneidarstellung möglichst integer zu belassen, scheitert wiederum an unseren mangelnden Arzneikenntnissen – wir brauchen zu einem gewissen Grad die Zerlegung der Angaben aus der Anamnese, um – nun auf der Ebene der Arzneien – das Zerlegte wieder zusammenzufügen und – wenn alles gut geht – im Zusammengefügten das Abbild des gesuchten Krankheitszustandes zu sehen. Dieses Vorgehen ist umso fehleranfälliger, je mehr sich die zerlegten Symptomfragmente vom Ganzen der Arznei entfernen. Kern jeder Fallanalyse ist somit die Zerlegung der Symptome aus der Anamnese und das Zusammenführen der ausgewählten Rubriken-Inhalte zu einer Arznei als Ganzem – Analyse und Synthese.

Um die Analyse weniger fehleranfällig zu gestalten, bleibt nur die weitgehende Beibehaltung umfangreicher Symptomenverbindung an jeder Stelle des Repertoriums. Dieses würde dadurch zu einem monströsen Umfang ausgeweitet, so dass die meisten historischen Versuche, ein derartiges Sympomenlexikon zu erstellen, scheiterten. Der zur Zeit Bogers realisierte Ansatz war das „Cypher-Repertory“, ein Werk, das in internationaler Zusammenarbeit erstellt und nie vollendet wurde. Heute wird das „Symptomenlexikon“ von Uwe Plate als mögliche Alternative diskutiert.

Boger suchte einen Mittelweg – einerseits versuchte er, das zerstörerische Zerlegen der Symptome zu vermeiden, andererseits war er offensichtlich bestrebt, ein praktikables, überschaubares Werk zu erstellen, das – im Gegensatz zum äußerst schwer handhabbaren „Cypher-Repertory“ – geeignet war für eine hoch effiziente Praxisanwendung.

Die Ideen Bönninghausens und Jahrs wiesen den Weg – die Reduktion der unendlichen Datenmenge auf charakteristische Arzneisymptome, die einerseits mehr Sicherheit in den Angaben und andererseits mehr Überschaubarkeit der Datenmenge bedeutete. Boger trieb die Anforderung an die Charakteristik noch weiter als seine Vorgänger und stellte höchste Anforderungen an die Symptome der Arznei – und an die Symptome in der Anamnese. Diese derart reduzierten Datenmengen mussten jetzt noch in ein System gebracht werden, das es ermöglichte, bei jedem nachgeschlagenen Symptom das Gesamtbild der Arznei abzurufen.

Um den Umfang überschaubar und praktikabel zu machen, blieb nur die für das „Synoptic Key“ gewählte Darstellung: ein Repertorium der Symptome, die sich in der Anamnese als charakteristisch ergaben, dem eine leicht überschaubare Gesamtschau der Charakteristika der Arznei folgt – Analyse und Synopse, diese wiederum verknüpft durch das Ergänzungsregister und dessen Querverweise. Eine Anordnung, die den Nutzer dazu auffordert, Analyse und Synopse gleichzeitig anzuwenden und dadurch an jeder repertorialen Stelle die Ganzheit – auf der Ebene der Charakteristika – zu sehen.

3.3 Analyse und Synopse in einer Rubrik

„Durch das Auswählen und das theoretische Konsolidieren von Einflüssen oder Zuständen, die die kranken Individuen beeinflussen, unternahm Boger einen ernstzunehmenden Versuch (auch wenn das Ziel meiner Meinung nach niemals ganz erreicht werden kann), innerhalb einer Rubrik eine Verbindung von Analyse und Synthese herzustellen, meist in einem, zwei oder drei Worten zum Ausdruck gebracht.“

R. Hayes (IHA 1938 „Repertories Boger´s especially“)

Mit diesen Worten umschrieb Bogers Kollege Royal Hayes (1871-1952), wie die engmaschige Verzahnung von Analyse und Synthese (respektive Synopse) im Idealfall sogar bereits in einer Rubrik realisiert werden kann. Dem Zerlegen der vorliegenden Symptome in viele unzusammenhängende Puzzle-Steine steht das Bestreben gegenüber, die einzelnen Steine wiederum zu „konsolidieren“, d.h. in Verbindung zu setzen mit analogen Modalitäten, Empfindungen oder Lokalisationen. Dadurch werden Symptomfragmente zu Charakteristika aufgewertet und können entsprechend nachgeschlagen werden.

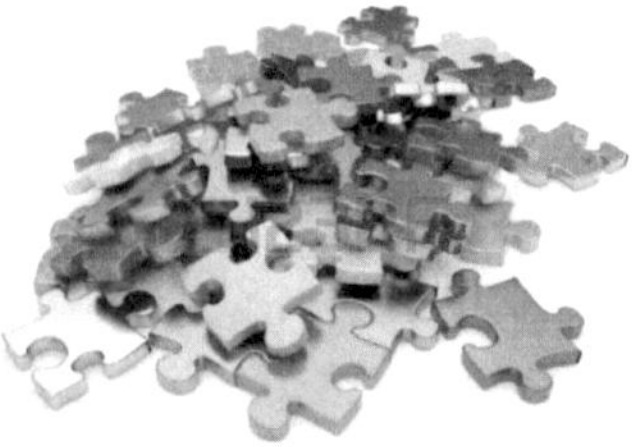

Analyse

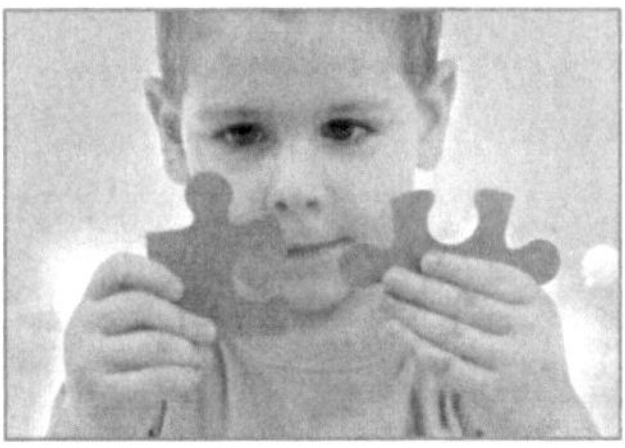

Synthese

Wenn also im vorliegenden Fall z.B. brennende Beschwerden nur ein Fragment der aktuellen Schmerzsymptomatik darstellen, kann sich dieses in der Betrachtung aller jetzt oder früher aufgetretenen Schmerzzustände als charakterisierendes Element für den Patienten erweisen und somit eine Arznei erfordern, die brennende Beschwerden als ein wesentliches Charakteristikum aufweist.

3.4 Charakteristik der Arznei

Immer wieder wurde der Begriff Charakteristika verwendet, ohne ihn näher zu definieren. Charakteristische Arzneisymptome im Sinne Bogers müssen folgende Kriterien erfüllen:

- die Basis der Symptome muss die Pathogenese (Arzneimittelprüfung) sein, nur in Ausnahmefällen (z.B. bei Nosoden) erreicht ein klinisches Symptom diesen hohen Stellenwert.

- das Symptom (oder eine Kombination) muss die Pathogenese durchdringen, d.h. sich z. B. an verschiedenen Orten als jeweils gleiche Modalität oder Empfindung zeigen, oder in verschiedenem Kontext jeweils die gleiche Gewebsart betreffen oder bei verschiedenen Erkrankungsformen immer wieder als gleiches Begleitsymptom auftreten.

- das Symptom muss sich, nachdem die ersten beiden Kriterien erfüllt sind, in der Praxis bewähren.

Alle drei Kriterien müssen in der Regel erfüllt sein, damit ein Symptom als Bogersches Charakteristikum gelten kann. Selbstverständlich darf dies nicht als starres Schema, sondern nur als Anhaltspunkt verstanden werden. Ausnahmen – wie z.B. bei Tuberculinum – ergeben sich im Laufe einer intensiven Praxiserfahrung von selbst.

3.5 Charakteristik in der Anamnese

Besonders auffällig ist die Bogersche Forderung nach besonderen Qualitäten der aus der Anamnese extrahierten Symptome. Hierfür aufgeführte Kriterien sind:

- räumliche Durchdringung („**Vogelperspektive**“)

- zeitliche Durchdringung (krankenbiographische oder familienanamnestische „**Verankerung**“)

- qualitative Durchdringung („**Dominanz**“)

Diese Aspekte wurden bereits an anderer Stelle genau begründet (BGP, BEAH) und werden hier nur kurz angerissen.

Vogelperspektive

Die Vogelperspektive ähnelt der Bönninghausenschen Vorgehensweise der Generalisierung und bezieht sich hier auf die aktuelle Symptomatik in der Anamnese. Mehrfach auftretenden Aspekten (Modalitäten, Empfindungen, Lokalisationen) kommt dabei besondere Bedeutung zu. Wichtig ist es, hierbei einen Überblick über derartige Schwerpunkte zu erhalten, was jedoch meist erst nach der Anamnese – nach der („vogelperspektivischen“) Durchsicht aller Angaben – möglich ist.

Wenn also das gegenwärtige Beschwerdebild gekennzeichnet ist durch brennenden Kopfschmerz, brennende Magenbeschwerden und ein Brenngefühl im Knie, kann die herausragende Rolle der Rubrik „Brennen“ sicher angenommen werden.

Verankerung

An verschiedenen Stellen der Bogerschen Veröffentlichungen finden sich immer wieder Bestrebungen, Parallelen zur aktuellen Symptomatik in der Vorgeschichte zu suchen und durch diese Verankerung in der Krankenbiographie die Relevanz dieser Symptome zu erhöhen. Diese Verankerung wird so weit wie möglich in die Vergangenheit ausgedehnt und kann sogar bis in die Familienanamnese zurückführen (Hä96, HZ-BB, BEAH).

Praktisch bedeutet dies, dass die Anamnese auch alle früheren (größeren) Erkrankungen im Hinblick darauf erfassen muss, welches Gewebe betroffen war, welche herausragenden Modalitäten und Empfindungen vorlagen und welche anderen Beschwerden dies begleiteten. Parallelen auf dem einen oder anderen Sektor müssen sorgsam erfasst werden. Oft ist es auch hilfreich, wenn detaillierte Informationen zu früheren Generationen (nicht nur der engsten Verwandten) vorliegen. Es liegt in der Natur der „Überlieferung“, dass betroffene Organe am ehesten erinnerlich sind, genauso hilfreich können jedoch auch Analogien aus den anderen Bereichen sein. Gerade bei einseitigen Erkrankungen oder bei schweren Pathologien bei Kindern kann diese familienanamnestische Verankerung mitunter der einzige Weg zur Mittelfindung sein.

Wenn also z.B. bei einem Patienten mit eitriger Angina tonsillaris auch früher immer wieder „Eiterungen“ bei verschiedenen Beschwerden auftraten, gerät dieses Symptom in den Blickpunkt. Und wenn Mononukleose vor dem Hintergrund familiärer Mamma- und Prostata-CA-Belastung auftritt, ergibt sich die Rubrik „Drüsen“ als der wesentliche Aspekt.

Offensichtlich werden die Anforderungen an die Anamnese im Rahmen der Bogerschen Denkweise deutlich höher – zwangsläufig wird damit aber auch das Verständnis für die krankmachenden Vorgänge vertieft.

Dominanz

Dieser Aspekt ist im Rahmen der Bogerschen Charakteristik wohl am schwersten zu fassen. Gemeint ist ein Symptom, das weder durch Vogelperspektive noch durch Verankerung an Bedeutung gewinnt, durch das zeitgleiche Auftreten aber offensichtlich gekoppelt ist mit der Hauptbeschwerde und durch seine Intensität, seine Ausschließlichkeit oder seine anderweilige Besonderheit auffällt. Zum Beispiel ein Kopfschmerz, der „intensivst brennt wie Feuer“. Oder ein Kopfschmerz, der sich anfühlt „als würde ein

Nagel in den Scheitel eingeschlagen". Oder der Kopfschmerz, der allen Versuchen zu seiner Linderung trotzt – aber „Essen hilft eindeutig und immer". Oder die Warze, die trotz chirurgischer Maßnahmen immer wieder am gleichen Ort nachwächst. Meist handelt es sich um nicht-pathognomonische Symptome oder im Rahmen der Pathognomie um besonders intensive Beschwerden oder um Symptome, die in ungewöhnlicher Klarheit benannt werden (z.B. es „sticht wie von kleinen kalten Nadeln" als einzige Schmerzempfindung). Bei einseitigen Krankheiten ergibt sich zum Beispiel die Lokalisation eines Tumors als der Fokus der Betrachtung, mitunter als das einzige Symptom, das bleibt und das im Rahmen dieser Darstellung auch adäquat zur Heilmittelsuche herangezogen werden kann.

Ein besonderer Stellenwert kommt Symptomen zu, die sich als Zeichen latenter oder manifester Miasmen deuten lassen. Diese erweisen sich einerseits durch praktische Erfahrungen als sehr bedeutsam und können andererseits in ihrer Bedeutung in einem miasmatischen Kontext verstanden werden. Das Symptom „Risse an den Fingerspitzen" beispielsweise wird von Boger als syphilitisches Zeichen wahrgenommen und kann dadurch schnell einen überragenden Stellenwert einnehmen. Da sich die Symptomenzusammenstellung aus den Notwendigkeiten der Praxis ergab und eine große Zahl miasmatisch relevanter Symptome vorliegt, wird der SK-Anwender zwangsläufig in miasmatischer Hinsicht sensibilisiert und kann dem durch adäquate Anordnung der Symptome Rechnung tragen (Wi06).

Die hier aufgeführten Symptome ähneln einer Qualität, die von H.N. Guernsey als „Keynote" benannt wurde, ein Grundton, eine Grundmelodie, die – wann immer sie auftaucht – sofort die gespielte Musik identifizieren lässt. Dieser Grundton ist nicht nur wesentlicher Bestandteil des Musikstückes, er ragt in seiner Bedeutung heraus und dient als Wegweiser für den, der der Musik lauscht und diesen Grundton richtig zuordnen kann. Das Erkennen dieser „Grundmelodie" unabhängig voneinander in der Arznei und in der Anamnese und das Herausarbeiten der Ähnlichkeit auf dieser Ebene ist das besondere Anliegen Bogers.

Ensemble

„Ein Symptomenkomplex ist ein anderes Wort für das, was Frauen heutzutage „Ensemble“ nennen. Es handelt sich um ein Zusammenfügen bestimmter Dinge. Als Erstes müssen Sie alle Ihre Symptome zusammenfügen und ordnen.“

C. M. Boger in der Diskussion zu „How best to teach ...“
A. Pulford, HRec 45 (1930) January

So oder ähnlich verweist Boger immer wieder auf die Notwendigkeit, dieses – von der Natur derart zusammengefügte – Bild der Erkrankung als Ganzes im Auge zu behalten. Es darf nicht der Ausdruck, die „Symmetrie des Krankheitsbildes“ gestört werden. In der Anordnung der Symptome liegt der Schlüssel für die korrekte Anwendung des Ähnlichkeitsgesetzes: Die Charakteristik der Arznei soll in ihrem „Ensemble“ ähnlich sein zur Charakteristik der Anamnese in deren „Ensemble“. Wenn alle diese Ebenen ihre Entsprechung finden, kann mit einer tiefen Wirkung der Arznei gerechnet werden.

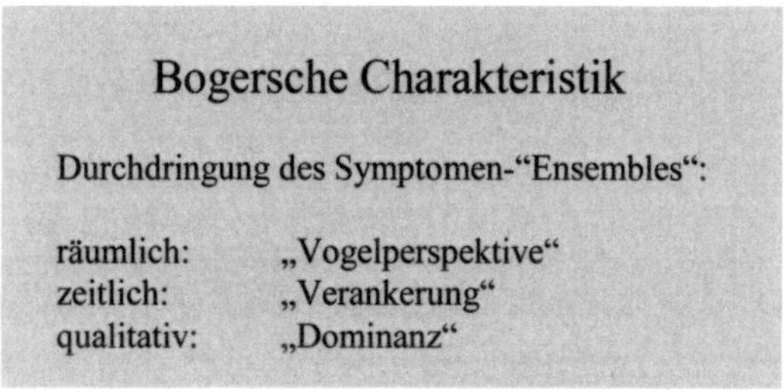

Wenn beispielsweise eine ödematöse Schwellung der Füsse vorliegt, kann dies auf Patientenseite möglicherweise erst durch das Erkennen einer kardiologischen Erkrankung im Zusammenhang verstanden werden. Analog müsste die ähnlichste Arznei ödematöse Schwellungen als Folge kardiologischer Erkrankungen aufweisen – dies kann hierbei z.B. Digitalis den Vorzug vor anderen Arzneien geben. Derartige Zusammenhänge und Anordnungen können u.a. pathologischer, physiologischer, psychischer oder zeitlicher Natur sein.

3.6 Symptomatologie

Die Wahrnehmung dessen, welcher Art von Symptomen besondere Bedeutung zukommt, weist bei Boger einerseits Ähnlichkeiten zur Denkweise Bönninghausens auf, andererseits werden auch neue Aspekte eingeführt bzw. vertieft.

Gewebe

Große Bedeutung kommt in der Wahrnehmung Bogers dem betroffenen Gewebe zu, wenn es sich um strukturelle Veränderungen handelt. Während bei funktionellen Bauch- oder Kopfschmerzen der angegebene Ort eher ohne Bedeutung ist, spielt eine organische Veränderung z.B. der Leber eine Rolle, die proportional zur Auswirkung der Erkrankung auf den Gesamtorganismus ist. So wird eine maligne Veränderung einer speziellen Gewebsart mit großer Wahrscheinlichkeit die Anwendung der entsprechenden Rubrik erfordern. Hierbei wird versucht, die betroffene Gewebsform auf eine breite Basis zu stellen; so wird zum Beispiel eine Eiterung an den Tonsillen, eine früher durchgemachte Parotitis und Hepatitis die Gemeinsamkeit „Drüse“ erkennen lassen und dieser Rubrik den Vorrang vor allen einzelnen Lokalrubriken geben.

Pathologische Allgemeinsymptome

Diese Besonderheit Bogers dient der Generalisierung qualitativer Aspekte der pathologischen Veränderung. Wenn zum Beispiel den Patienten Gallenkoliken plagen und in der Vorgeschichte oder der Begleitsymptomatik ein ähnliches Krampfgeschehen auf der Ebene der glatten Muskulatur bekannt ist, eignet sich die Rubrik „Krampf“ am allerbesten, um eine generelle Tendenz – somit ein Charakteristikum – auszudrücken. Wenn die Farbe des Stuhlgangs gelb wird, gleichzeitig das Nasensekret gelb wird und evtl. ohnehin eine gelbe Leukorrhoe vorliegt, eignet sich die Farb-Rubrik „gelb“ optimal zur charakteristischen Umschreibung des Geschehens.

Gemüt

Entscheidenden Wert legt Boger auf den charakteristisch veränderten Gemütszustand, den er sehr sorgfältig betrachtet und den er – im Sinne Hahnemanns – als „ausschlaggebend“ erachtet.

Das Gemüts-Kapitel im SK-Repertorium bietet eine Auswahl an Symptomen, aber es finden sich auch manche Gemüts-Rubriken an anderer Stelle, z.B. unter „Modalitäten“ oder unter „Allgemeines“.

Bei näherer Betrachtung des Bogerschen GA-Repertoriums zeigt sich, dass Boger versuchte, Gemütsaspekte auf eine breitere Basis zu stellen und Symptome zu benennen, die die Gemüts- und Körperebene gleichermaßen umfassen. Die Rubrik „Empfindlich ...“ ist ein Beispiel hierfür – die Empfindlichkeit bezieht sich auf beide Ebenen gleichzeitig; für die Repertorisation ist allerdings nicht unbedingt die Empfindlichkeit beider Ebenen beim Patienten notwendig. Analoges gilt z.B. für die Rubrik „Nerven, nervöse Patienten“. So gesehen verbergen sich in den Kapiteln „Umstände“ und „Allgemeines“ viele weitere Möglichkeiten für die Repertorisation psychischer Aspekte.

Koinzidenzen

„Was Begleitsymptome angeht, müssen wir daran denken, dass Begleitsymptome nur sehr begrenzt im Text der Materia medica auftreten, gemessen an der Anzahl an existierenden Begleitsymptomen. Wir sehen jede denkbare Kombination. Sie sollten eher Koinzidenzen und nicht Begleitsymptome genannt werden. Koinzidenzen ist das richtige Wort. Deshalb sind Begleitsymptome nur von untergeordneter Bedeutung, wenn sie nicht anderweilig verbunden werden.“

Dayton T. Pulford – The need of an Index to the Materia medica
(Diskussionsbeitrag Bogers – IHA – June 6, 1935, publ. HRec 51)

Derartige Symptomenverbindungen finden sich an einigen Stellen, z.B. in „Sehen – angegriffen […], dann Kopfschmerzen“ oder „Ohren – Harnsymptomen, mit“ oder im ER unter „Varikose – Geisteskrankheit, bei“ usw.

In allgemeiner Form findet sich die Neigung zur Ausbildung derartiger Koinzidenzen z.B. in

Allgemeines	- Begleitende Effekte (SK 30/22/18)
Stuhl	- vor Stuhlgang (SK 82/117/70) - während Stuhlgang (SK 82/117/70) - nach Stuhlgang (SK 82/117/70)
Urinieren	- vor der Miktion (SK 83/119/72) - zu Beginn der Miktion (SK 83/119/72) - während der Miktion (SK 83/119/72) - nach der Miktion (SK 83/119/72)

Wenn jedoch eine Symptomenverbindung vorliegt, die durch die angegebenen Rubriken nicht erfasst wird, bietet das „Synoptic Key“ die Möglichkeit, die einzelnen Fragmente nachzuschlagen. Der „Genius“-Charakter der aufgeführten Symptome ist in aller Regel so ausgeprägt, dass die Symptome auch die Neigung beinhalten, bei allen möglichen Beschwerden begleitend zum Ausdruck zu kommen – eben als koinzidente Symptome. Das „Gefühl von herausdrängenden Augen bei Kopfschmerz“ kann so z.B. unter „Augen – Hervortreten“ nachgeschlagen werden.

Eine weiterer Hinweis ist, dass Arzneien die Neigung zu koinzidenten Symptomen auf der Ebene aufweisen, die durch die in der Synopse vorgegebene Region angedeutet ist. So wird zum Beispiel Nat-c. Begleitsymptome – wenn es sie gibt – tendenziell eher auf der Verdauungs-Ebene aufweisen, die in der regionalen Angabe der Synopse an erster Stelle steht.

Dynamik

Eine weitere Besonderheit der Bogerschen Analyse ist das Augenmerk auf die zeitliche Anordnung der Symptome. Auffallend oft stellte diese den Schlüssel bei der Analyse Bogerscher Fälle dar. Diese Dynamik findet ihren Ausdruck in vielen Allgemeinsymptomen z.B. in:

- Abwechselnde Effekte, Zustände, Seiten, usw.

- Zunehmen und Vergehen, langsames, mit dem Sonnenstand etc.
- Unregelmäßige, unkoordinierte Effekte

usw.

Diese dynamischen Aspekte vermitteln viel direkter den Ausdruck der gestörten Lebenskraft als die Endprodukte des Krankheitsgeschehens.

Konstitution

Auch manche Konstitutions- bzw. Diathesen-Rubriken lassen sich finden, wie z.B.

- Harnsaure Diathese, Lithämie
- Psora
- Kräftige Erscheinung
- Skrofulose
- Sykose
- Syphilis

usw.

Ihre Bedeutung ist jedoch im Rahmen der Bogerschen Denkweise eher untergeordnet – oder anders formuliert: Der Ausdruck der konstitutionellen Einschränkung des Patienten muss äußerst gravierend sein, um die Verwendung dieser Rubriken zu rechtfertigen. In der indischen Rezeption der Bogerschen Repertorien spielt diese Rubrikenklasse eine weitaus größere Rolle als bei Boger selbst.

Viele andere Symptomengruppen lassen sich zusammenstellen – aus Platzgründen wird jedoch auf eine Analyse analoger Gruppen verwiesen, die bereits für das Bogersche GA vorgenommen wurde (BB 2005-6).

3.7 Fall-Analyse

Die Erarbeitung der Charakteristika auf Arznei- und Anamnese-Seite sind die Voraussetzungen für die Mittelfindung. Während Erstere im Synopse-Teil des „Synoptic Key“ zusammengefasst wurden, finden sich Hinweise zu Letzteren im Analyse- und Ergänzungsregister-Teil. Das Zusammenführen dieser beiden Ebenen kann sowohl über die sogenannte **vertikale Repertorisation** als auch über die **horizontale Repertorisation** erfolgen – beide Formulierungen stammen nicht aus der Feder Bogers und wurden erst im Rahmen der aktuellen Rezeption eingeführt. Diese beiden Wege mögen mitunter zum gleichen Ergebnis führen, was die Arzneiwahl recht sicher macht. Oft jedoch unterscheiden sich die erarbeiteten Arzneipools etwas voneinander, was zu einem **Spannungsbogen** führt, innerhalb dessen die Arzneiwahl zu erfolgen hat.

Horizontale Repertorisation

„Es gibt zwei grundsätzliche Wege, um die angezeigte Arznei zu finden. Die ältere Methode sucht die außergewöhnlichen, seltsamen oder einzigartigen Symptome aus der Reihe der gewöhnlichen pathologischen Symptome heraus und versucht dann, deren Entsprechung in irgendeinem Text der Arzneimittelprüfungen zu finden; der Erfolg dieser Methode hängt sowohl von der Fähigkeit ab, die einzigartigen Symptome im Kontext zur jeweiligen Krankheit wahrzunehmen, als auch davon, die wahre Natur der entsprechenden Pathogenese begreifen zu können. Die Methode verlangt ein gutes Unterscheidungsvermögen, so dass der entscheidende Schwerpunkt immer richtig plaziert wird. Der Neuling kann den jeweiligen Stellenwert wahrscheinlich schlecht einschätzen, er sieht eher die Charakteristika der Arzneien als die des Patienten. Wenn er so vorgeht, wird er ein reiner Symptomen-Beschneider, obwohl er auch auf diese Weise gelegentliche Heilerfolge haben wird.

Das erinnert sehr an das unzulängliche therapeutische Auftreten der meisten Ärzte. Die Keynotes der Arzneien bei den Patienten wiederzufinden, ist verlockend einfach, verglichen damit, ihren Stellenwert in Bezug auf die anderen vorliegenden Symptome zu bestätigen. Diese Methode hat sehr hinterhältig viele gutmeinende Verschreiber in die Irre geführt, besonders deshalb, weil sie so leicht zu häufigen und gefährlichen Mittelwechseln verleitet, was unvermeidliches Scheitern zur Folge hat.“

Das Similimum – C. M. Boger – 1922/23 – BCW, S. 155

Die beschriebene Vorgehensweise basiert darauf, dass ein Symptom bei der Betrachtung des gesamten Falles in den Vordergrund gerückt ist; es scheint das Gesamte zu dominieren und wird deshalb als alleinige Rubrik verwendet. Alle Arzneien werden der Reihe nach („horizontal“) in der Synopse nachgeschlagen, die sofort Auskunft darüber gibt, welche bezüglich der Regionen, der Modalitäten und der anderen Charakteristika in Frage kommen und welche ausscheiden.

Hierfür eignen sich auch alle Arten von Symptomen; besonders zum Zuge kommen hierbei jedoch die dominanten Symptome, da diese oft von diskreter Natur sind und nur wenige Arzneien aufweisen. Diese Rubriken können gar nicht mit anderen in Verbindung gebracht werden, da es sonst kaum Arzneiüberschneidungen gibt und die Wahrscheinlichkeit für die Elimination der gesuchten Arznei zu groß wird. Alle Rubriken mit weniger als 6-8 Arzneien sollten deshalb in diesem Sinne untersucht werden.

Bogers Kritik an der Keynote-Praxis mancher Kollegen richtet sich übrigens nicht gegen das eigentliche Keynote-System von H.N. Guernsey (das er vielmehr selbst praktiziert), sondern gegen ein missbräuchliches Überstülpen derartiger Symptome über den Krankheitsfall, wie es sich zu jener Zeit bei vielen Kollegen eingeschlichen hatte.

Vertikale Repertorisation

„Die andere Methode sucht zunächst alle Arzneien heraus, bei denen sich die größtmögliche Anzahl von Allgemeinsymptomen wiederfindet und schaut dann das Arzneimittel, welches die eigentümlichen Symptome des Falles aufweist, näher an. Die Mühe, sich durch die großen Rubriken der Allgemeinsymptome bis hinunter zu den Teilsymptomen durchzuarbeiten, war gewaltig, bevor das Streifen-System entwickelt wurde, das zu dem wurde, was wir heute als Karten-Repertorium kennen. Hahnemann sagte, dass fast jeder Krankheit und genauso fast jeder Arznei diese Allgemeinsymptome gleichermaßen zugeordnet werden könnten. Der wahre Nutzen, der durch das Arbeiten mit den Allgemeinsymptomen entsteht, wird jedenfalls viel größer durch das mechanische Aussortieren, welches durch den Gebrauch dieser Karten möglich wird."

Das Similimum – C. M. Boger – 1922/23 – BCW, S. 155/156

Die heute für diese Vorgehensweise verwendete Begrifflichkeit „vertikale Repertorisation" drückt den Vorgang aus, bei dem mehrere Rubriken untereinandergeschrieben werden, wobei die mehr oder weniger durchgängigen Arzneien in den Arzneipool für die weitere Differenzierung in der Materia medica übernommen werden. Dies ist die übliche Vorgehensweise bei Repertorisationen, die mit Bönninghausenschen oder Kentschen Repertorien durchgeführt werden. Während die horizontale Repertorisation dem Verschreiber große Arzneikenntnisse abverlangt, erfordert die vertikale Repertorisation – aufgrund der Aufwendigkeit des Vorgangs – zunächst einmal Schreibarbeit oder technische Hilfsmittel. Boger realisierte diese Anforderung mit seinem Lochkartensystem „General Analysis" und übertrug allgemeine SK-Rubriken in dieses Mini-Repertorium. Die analog dazu gestanzten Lochkarten konnten – übereinandergelegt – die Durchgängigkeit der Arzneien in den verwendeten Rubriken erkennen lassen. Die obige Textstelle aus dem Jahr 1922 bezieht sich jedoch aller Wahrscheinlichkeit nach auf die damals gerade eingeführte Fields-Kartei, die vor allem Allgemeinrubriken des Kent im Lochkartenformat enthielt.

Diese Vorgehensweise eignet sich allerdings nur für Rubriken, die groß und vollständig genug erscheinen. Allgemein-Rubriken müssen dabei natürlich deutlich größer sein als die Rubriken der diskreten Charakteristika. Die Rubriken sollten zudem durch unterschiedliche Wertigkeiten die Praxisreife und damit ein gewisses Maß an Vollständigkeit dokumentieren. Die Rubriken des Ergänzungsregisters erfüllen diese Kriterien nur selten.

Meist führt eine vertikale Repertorisation von 2-3 Rubriken bereits zu einem derart eingeengten Arzneipool, dass sich eine weitere Anwendung des Analyse-Teils verbietet und zur weiteren Differenzierung auf die Synopse oder auf andere Repertorien ausgewichen werden sollte.

Für diese Repertorisationstechnik eignen sich besonders Symptome, die sich in der Anamnese als „vogelperspektivisch“ oder „verankert“ erweisen, mitunter natürlich auch die sogenannten „dominanten“ Symptome.

Spannungsbogen

„Die erste Methode beginnt mit den Teilsymptomen, während die zweite damit abschließt, wobei beide davon abhängen, dass Bestätigungen für die Mittelwahl gefunden werden. Diese Bestätigung ist der Knackpunkt der ganzen Sache und kann in in ihrer Vollständigkeit nur durch den Vergleich der Patientensymptome mit denen der Materia medica gefunden werden; diese Tatsache führt uns direkt zum mentalen Aspekt der Angelegenheit, worin letztendlich der entscheidende Ausdruck jeder Krankheit sitzt.

Das Nebeneinanderstellen dieser beiden Wege der Mittelfindung erlaubt die größtmögliche Annäherung an die Totalität der Symptome und lässt immer die Möglichkeit offen, die Krankheit von verschiedenen Gesichtspunkten aus zu betrachten. Auch wenn ihre gegenwärtige Entwicklung nicht immer auf das Simillimum weist, ist dieser Zugang dazu nahe genug, um für weitere Betrachtungen eine wesentliche Hilfe zu sein. Die häufige Anwendung kann dazu beitragen, unseren Standpunkt zu korrigieren und zu stabilisieren, mit anderen Worten, die persönliche Gewichtung zu begrenzen; eine sehr wertvolle Hilfe, das kann ich Ihnen versichern. Wenn wir darüber hinaus weitersuchen müssen, liefern uns die Arzneibeziehungen den richtigen Hinweis.“

Das Similimum – C. M. Boger – 1922/23 – BCW, S. 155f.

Jede vertikale Repertorisation födert das Zutagetreten von Polychresten, jede horizontale Repertorisation gibt auch den sogenannten „kleinen“ Arzneien eine Chance. Keine Methode ist der anderen per Definitionem überlegen – die Ganzheitlichkeit wird ohnehin in der Synopse überprüft. Kein Wunder also, dass in der Praxis recht oft die Situation eintritt, dass beide Wege konträre Ergebnisse liefern. Dies bedeutet, dass am Besten alle Arzneien aus beiden

Pools in der Synopse differenziert werden. Der Zeitaufwand ist durch die kompakte Darstellung der Synopse gering – die Möglichkeit, auf diesem Wege zu Heilmitteln vorzustoßen, die sonst „untergegangen“ wären, ist in jedem Fall der Mühe wert.

Dieser Spannungsbogen ist keine „Erfindung“ Bogers – alle großen Homöopathen hatten mit diesem Phänomen zu tun, und so finden sich auch bei Bönninghausen und bei Kent ähnliche Ansätze. Kent beispielsweise führte die Begriffe „mechanische“ und „künstlerische“ Repertorisation ein, was analog zur vertikalen und horizontalen Repertorisation verstanden werden kann. Eindeutig ist auch, dass der „horizontale“ Ansatz von allen als weitaus schwieriger bewertet wird – die Einschätzung, welche Rubrik diesen „Ehrenplatz“ erhält, erscheint zunächst oft willkürlich, erfordert anfangs mehrere Wahlmöglichkeiten und schleift sich erst mit vielen Jahren Praxiserfahrung auf eine nachvollziehbare Ebene ein.

Für die Praxis bedeutet dies somit die Aufforderung, nicht auf der gewohnten Ebene vertikaler Rubrikenanordnung zu verbleiben, sondern alternative Lösungsmöglichkeiten über den horizontalen Ansatz zu sichten. Hierdurch kann das Spektrum der eingesetzten Arzneien die Polychrest-Ebene überschreiten.

Darüber hinaus bedeutet diese Denkweise jedoch auch eine klare Absage an die Überbetonung sogenannter „Techniken“ oder „Methoden“, die Hilfe für das Auffinden der gesuchten Arznei versprechen und suggerieren, ein exaktes Anwenden der jeweiligen Strukturen könne mit mathematischer Sicherheit zum Ziel führen. An dieser Stelle des Spannungsbogens stehen dem Verschreiber keine methodischen „Krücken“ mehr zur Verfügung – er ist nun auf sich allein gestellt. Seine Arzneikenntnisse, seine Wahrnehmungsfähigkeit und – nicht zuletzt – seine auf viel Erfahrung gegründete Intuition entscheiden, welche der Arzneien aus dem bereitgestellten Pool zum Zuge kommt, und keine Technik kann über mangelnde Arzneikenntnisse, mangelnde Wahrnehmung und mangelnde Fähigkeit zur Verbindung beider Ebenen hinweghelfen. Der reine Methodiker steht vor einer Sackgasse – der erfahrene Heil-“Künstler“ ist hier gefragt.

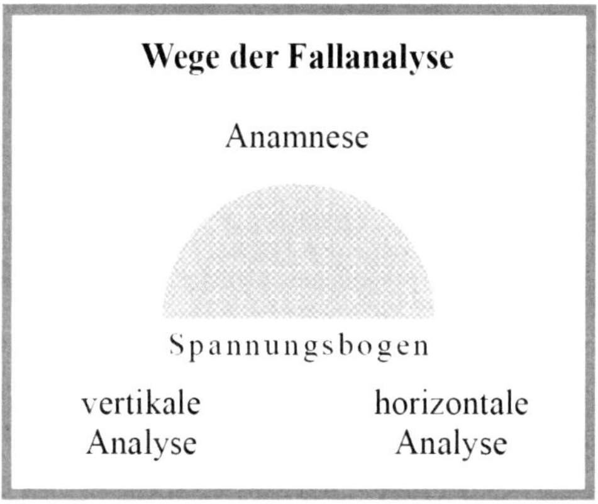
Wege der Fallanalyse
Anamnese
Spannungsbogen
vertikale Analyse
horizontale Analyse

3.8 Materia-Medica-Studium

An dieser Stelle schließt sich – wie bei jeder Art der Fallaufnahme – das detaillierte Studium der Materia medica an. Das Ähnlichkeitsgesetz verlangt im Rahmen der Bogerschen Rezeption jedoch die Ähnlichkeitsverbindung zwischen dem Genius des Falles und dem Genius der Arznei – somit auf sehr gewichtigen Ebenen. Analogien auf einigen lokalen Ebenen genügen keineswegs, so dass das Auffinden einiger – einander ähnlicher – Details keine große Aussagekraft hat. Die Ähnlichkeit kann nur aufgrund der Kenntnis der gesamten Arzneiwirkung gesehen werden – bedeutsam sind hierfür Symptome, die die Kraft haben, das gesamte Symptomen-Bild („Ensemble") räumlich, zeitlich und qualitativ zu durchdringen – somit Symptome, die die Bogersche Charakteristik aufweisen („Vogelperspektive", „Verankerung", „Dominanz"). Die sicherste Ähnlichkeitsbeziehung kann somit dann erwartet werden, wenn Analogien zu charakteristischen Fallsymptomen in der Synopse des „Synoptic Key" gefunden werden können. Diese bilden die Basis für eine weitestmöglich sichere Verschreibung. Die Beobachtung, dass oft bereits zwei bis drei Fundstellen aus der Synopse zu einer guten Arzneiwahl führen, bestätigt deren hohe Qualität.

3.9 Beispiel

Folgender Fall aus der Feder Bogers mag die Vorgehensweise illustrieren. Die umständliche Anordnung der verschiedenen Strategien dient natürlich nur der Übersicht – geschieht jedoch während der tatsächlichen Fallanalyse blitzschnell und erfordert keine Repertorisationsprotokolle, sondern lediglich gute Kenntnisse im Umgang mit dem „Synoptic Key“.

Atrophische Pharyngitis

Fall von C. M. Boger – BCW S. 335 – Clinical Cases 1922/23

1) Die Patientin war bei vielen Spezialisten und hatte schließlich die Hoffnung aufgegeben.

2) Hatte vor drei Jahren Grippe, seit der Zeit ist der linke Trapezius-Muskel kontrahiert.

3) Seltsamer, erschaudernder, kriechender Schmerz im oberen Hinterkopf, der sich zur Stirn und den Rücken herunter ausbreitet. Die Stirn fühl sich zusammengezogen an. Brennende Stellen auf dem Kopf, die herumwandern. Zucken hier und da nachts.

4) Wenig Milch beim Stillen, geschwollene Mammae.

5) Kratzendes Gefühl in den Ohren.

6) Der Rachen sieht glasiert aus und fühlt sich nach einer Klette auf einem trockenen Fleck darin an, zuerst auf der einen Seite, dann auf der anderen.

7) Übelgelaunt, reizbar und besorgt über ihren Zustand.

8) Geräusche verschlimmern.

R. Lac-can. MM, eine Gabe wirkte 5 Monate lang. Sie blieb gesund.

Vertikale Repertorisation

Für den „vertikalen Ansatz“ steht nur eine Allgemein-Rubrik zur Verfügung („Abwechselnde Symtome“), evtl. noch die Gemüts-Rubrik („Zorn etc.“), ansonsten aber nur Detail-Rubriken, die für die eliminierende Anwendung weniger sicher sind.

Vertikale Repertorisation 1

1) Abwechselnde Effekte (SK 30/21/18)
2) Mund und innerer Hals – Glänzen (SK 71/93/59)
=> es bleibt nur Lac-c.

Vertikale Repertorisation 2

1) Abwechselnde Effekte (SK 30/21/18)
2) Mammae – geschwollen (SK 91/141/80)
=> es bleiben Bell., Phos., Puls.

Vertikale Repertorisation 3

1) Abwechselnde Effekte (SK 30/21/18)
2) Mammae – Milchfluss – spärlich, fehlend (SK 91/141/80)
=> es bleiben nur Lac-c. und Puls.

Vertikale Repertorisation 4

1) Abwechselnde Effekte (SK 30/21/18)
2) Hals – Stelle, Fleck, trocken, wund etc. (SK 71/96/60)
=> es bleiben nur Cimic., Lac-c., Lach. und Phos.

Vertikale Repertorisation 5

1) Abwechselnde Effekte (SK 30/21/18)
2) Gemüt – Zorn, Reizbarkeit etc. (SK 49/63/42)
=> es bleiben nur Ign., Lyc., Phos. und Sulph.

Horizontale Repertorisation

Für den „horizontalen Ansatz“ ergeben sich viele Möglichkeiten, die – je nach Rubrikengröße – mehr oder weniger lange Arbeit mit der Synopse erfordern.

Horizontale Repertorisation (mögliche Rubriken)

1) Abwechselnde Effekte (SK 30/21/18)
2) Mund und innerer Hals – Glänzen (SK 71/93/59)
3) Mammae – geschwollen (SK 91/141/80)
4) Mammae – Milchfluss – spärlich, fehlend (SK 91/141/80)
5) Hals – Stelle, Fleck, trocken, wund etc. (SK 71/96/60)
6) Gemüt – Zorn, Reizbarkeit etc. (SK 49/63/42)

Die Entscheidung, mit welcher Rubrik begonnen wird, hängt ab von der Einschätzung, inwiefern diese Rubrik die Qualität hat, im Zentrum der Symptomatologie zu stehen. Dies zeigt sich nicht immer bei den Angaben eines Papierfalles, sondern ist evtl. erst aus der Situation heraus erkennbar (Intensität, Beeinträchtigung, Auffälligkeit, zeitliche Korrelation mit Hauptbeschwerde etc.). Die angegebenen Arzneien werden jeweils in der Synopse auf Ähnlichkeiten hin untersucht. Mitunter mag hier bereits eine Entscheidung möglich sein, meist jedoch sollte danach die detaillierte Materia medica konsultiert werden. Falls keine stimmige Entscheidung getroffen werden kann, muss der Vorgang mit der nächsten Rubrik wiederholt werden.

Synopse

Für den Synopse-Vergleich ergeben sich einige Möglichkeiten, Lac-c. ist sicher eine der naheliegendsten. Hierbei ergeben sich folgende Hinweise auf eine ausreichende Ähnlichkeitsbeziehung:

LAC CANINUM

1) **REGION – HALS**.

2) **SYMPTOME WECHSELN DIE SEITEN**; Hals, Ovarien, etc., oder wandern umher.

3) **Glänzen von Körperteilen**; Hals, Geschwüre, etc.

4) Brüste wie wund und geschwollen […]. **BEENDET DEN MILCHFLUSS**. Spärliche Milchbildung.

5) Kaltes Kriechen den Rücken herab.

Das letzte Symptom stimmt zwar nicht genau mit dem angegebenen Symptom überein, lässt aber eine qualitative Ähnlichkeit vermuten und legt ein Studium detaillierterer Materia medica nahe.

Materia-Medica-Studium

Alle erforderlichen Details finden sich in den Arzneimittellehren von J. T. Kent, J. H. Clarke, H. C. Allen, W. Boericke und – besonders deutlich – bei C. Hering. Dies mögen zunächst noch fragmentarische Übereinstimmungen sein, die noch nicht unbedingt auf eine Ähnlichkeitsbeziehung auf tieferer (d.h. charakteristischer) Ebene hindeuten. Allerdings können in der SK-Synopse so viele Symptome und Symptom-Teile als charakteristisch erkannt werden, dass der Genius von Lac caninum doch deutlich den Genius des Falles wiederspiegelt. Somit ist die Wahl dieser Arznei gut begründbar.

3.10 Übersicht

Somit ergibt sich für die Fallanalyse das folgende Bild:

- Die Anamnese, die sämtliche krankenbiographischen und familienanamnestischen Aspekte beinhaltet, wird auf durchdringende Aspekte (Bogersche Charakteristik) hin untersucht und das gesamte Symptomenbild im Sinne eines stimmigen „Ensembles“ zusammengestellt. Auf dieser Ebene erfolgt die Anwendung des „Synoptic Key“, mit dessen Hilfe alle Möglichkeiten für eine horizontale und vertikale Analyse ausgeschöpft werden können.

- Die Repertorisation erfolgt zunächst im Analyse-Teil des SK. Wenn die dort aufgefundenen Rubriken und die erarbeiteten horizontalen und vertikalen Lösungen zu keinem stimmigen Ergebnis führen oder Zweifel bleiben, muss nach Alternativen im Ergänzungsregister gesucht werden. Dies führt entweder direkt zu einzelnen Arzneidarstellungen (Synopse) oder zu alternativen Rubriken in der Analyse – oder aber bietet ein neues Spektrum an Möglichkeiten, die hierbei allerdings weniger Sicherheit bzgl. Arzneigewichtung und Rubrikenvollständigkeit bieten. Oft ist ein orientierendes Hin-und-Her-Blättern zwischen allen drei Teilen die beste Voraussetzung, die gesuchte Arznei nicht zu übersehen. Mitunter mag auch eine Repertorisation von Detailsymptomen – z.B. im Kent oder dem BBCR – den Arzneipool etwas einschränken.

- Die Synopse führt schließlich zu einer engeren Arzneiauswahl, die durch detaillierte Angaben der Materia medica ergänzt wird und ggf. eine Mittelentscheidung ermöglicht. Die Arzneientscheidung sollte dabei – wenn möglich – auf der Ebene der Charakteristika getroffen werden.

- Selbstverständlich wird dann, wenn keine Bogersche Charakteristik vorliegt, durch Intensivierung der Anamnese oder durch Anwendung anderer Repertorien eine für den vorliegenden Fall geeignetere Lösung gesucht.

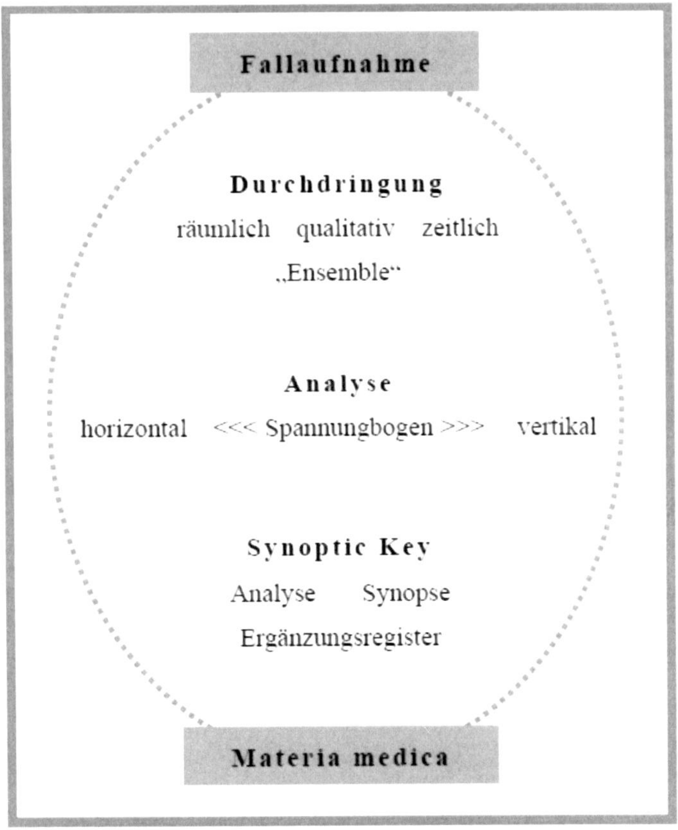
Fallaufnahme
Durchdringung
räumlich qualitativ zeitlich
„Ensemble"
Analyse
horizontal <<< Spannungbogen >>> vertikal
Synoptic Key
Analyse Synopse
Ergänzungsregister
Materia medica

4 Beispielfälle

Beispiele, die die Vorgehensweise Bogers demonstrieren sollen, dürfen naturgemäß nur aus der Feder Bogers stammen. Sie sollten repräsentativ sein für seine Alltagspraxis und lehrreich zur Illustration seiner Denkweise. Letzteres gibt es leider nicht – die Krankenjournale Bogers scheinen nicht mehr zu existieren. Was bleibt, sind die – z.B. im „Homeopathic Recorder“ – veröffentlichten Fälle Bogers. Doch diese wurden meist nicht zu Lehrzwecken veröffentlicht, sondern eher zur Dokumentation spezieller Symptom-Verifikationen. Somit wurden weder repräsentative Falldarstellungen dokumentiert noch die Fälle an sich über das hinaus dargestellt, was für den eigentlichen Zweck der Veröffentlichung nötig war.

In Ermangelung anderer Möglichkeiten soll deshalb im Folgenden eine Reihe von Fällen dargestellt werden, die Boger 1920 in einen Artikel mit dem Titel „How To Take The Case“ zusammengestellt hat. Aus dem Kontext des Artikels heraus kann von einer einigermaßen angemessenen Ausgewogenheit der dargestellten Fälle ausgegangen werden. Die Fälle werden meist von Boger selbst kommentiert und herausragende Symptome kursiv gedruckt (in der hier abgedruckten Übersetzung wurden diese Stellen der Deutlichkeit halber unterstrichen).

In seiner Einführung zu diesen Fällen sagt Boger:

„In der täglichen Praxis schien es immer am Besten zu sein, zuerst eine möglichst vollständige Lebensgeschichte des vorliegenden Falles aufzunehmen, dann die objektiven Erscheinungen zu überschauen und schließlich herauszufinden, was der Patient denkt und fühlt. Diese Faktoren werden dann sorgsam in ein Gemütsbild dessen zusammengefügt, was als krankhaft verändert erscheint. Aus einleuchtenden Gründen können nicht alle diese Aspekte beim ersten Gespräch erarbeitet werden.

Hahnemann wies wiederholt auf die eigentümlichen Symptome als die wahren Anzeiger der heilenden Arznei hin, und der erfolgreiche Verschreiber zeichnet sich dadurch aus, dass er sie herausgreifen und ihnen – ohne den Kontakt mit den wesentlichen diagnostischen Gegebenheiten zu verlieren – den passenden Platz im Symptomenbild zuweisen kann. Er fügt die wesentlichen Züge und die vorliegenden Besonderheiten derart zusammen, dass sich ein harmonisches Ganzes ergibt. Dies ist vielleicht nicht leicht zu erlernen, aber es kann erreicht werden, wenn ein falsches Beginnen und ein falsches Beharren vermieden wird, auch wenn dies etwas zu intuitiv erscheinen mag. [...]

Es ist die herausragende Qualität des Gesamt-Effektes, die den Wert eines gegebenen Symptoms vorgibt; eine Manifestation mit der Tendenz, ohne offensichtliche Verbindung zur Krankheit selbst aufzutreten. In chronischen Fällen ist es oft ein Begleitsymptom, während es in akuten Fällen wie ein frisch gestrichener Wegweiser auffällt. Der Arzt muss wissen, wie er ihnen den richtigen Wert zuweist. Es ist ein besonders gefährlicher Fehler, nicht das relative Alter solcher Symptome festzustellen. Ein paar klinische Fälle mögen einige dieser Punkte illustrieren."

Auszug aus C. M. Boger: How to take the case
(HRec 41 – 1920 – S. 170-175)

Es folgen 11 Fälle, die hier in der Übersetzung wiedergegeben und um geeignet erscheinende Rubrikentitel des „Synoptic Key" ergänzt werden. Dass es hierbei mitunter zu Abweichungen des Rubrikentitels oder der aufgeführten Arzneien kommt, liegt daran, dass 1920 (bzw. 1919, als Boger diese Veröffentlichung der IHA präsentierte), das „Synoptic Key" sich in seinem Entwicklungsstadium zwischen der 2. und 3. Auflage befand und bei Weitem noch nicht dem Stand unserer jetzigen 5. Auflage entsprach.

Fall 1

Linksseitige Mandelentzündung mit Zusammenschnürungsgefühl im Rachen, allgemeine Schmerzhaftigkeit der Haut und Erschöpfung. Das Hautsymptom nahm die zweite, aber entscheidende Position ein. Dieses Wehtun der Haut gehört besonders zu Apis, Cantharis, *Capsicum*, Graphites, *Lachesis, Lycopodium*, Ranunculus scel., Sinapis and Sulphur. Drei Gaben Lachesis 4M beseitigten den Anfall innerhalb von 24 Stunden.

horizontale Repertorisation:

- Haut – Schmerzhaft (SK 101/164/90)

(Beim Durchsehen der angegebenen Arzneien kann sofort Lachesis mit der linksseitigen Mandelentzündung in Verbindung gebracht werden.)

Fall 2

Ausgeprägte, diffuse hypogastrische Peritonitis unklarer Herkunft, mit Durst, reichlichem schaumigem Erbrechen, dunkler, fast schwarzer Zunge, heftiger abdomineller Kolik und Fieber (102°F). Aethusa, Arsenicum, Cantharis, *Kreosotum*, Lachesis, *Natrum carb.*, Podophyllum und besonders *Veratrum alb.* haben schaumiges Erbechen. Große Mengen [von Absonderungen – Anm. des Übers.] ist ein deutliches Kennzeichen von Veratrum, so erhielt sie dies in der 12. Potenz; nach der 2. Gabe folgte drei Mal reichlicher Stuhlabgang mit Schleim, das Fieber sank auf Normaltemperatur, die Auftreibung verschwand und hinterließ nur einen wunden und geschwollenen Appendix; dies alles erfolgte innerhalb von 24 Stunden.

horizontale Repertorisation: entweder kann die Allgemeinrubrik

- Allgemeines – Schaumig (SK 36/43/30)

oder die lokale SRT-Rubrik

- Erbrechen – schaumig (SK 433/103/412)

herangezogen werden. Eine Entscheidung wird möglicht über die Rubrik

- Erbrechen – heftig (S. 75/103/63)

oder durch Lektüre der Synopse von Veratrum album

(„**UNGEHEURES ERBECHEN**“ etc.).

Fall 3

Männlicher Patient mit heftiger Erkältung. Bei jedem Husten reichliche Absonderung durch die Nase, ein zusammengesetztes Charakteristikum, das zu Agaricus, Lachesis, Nitric acid., Salicylic acid. und Sulphur gehört. Eine Gabe Lachesis heilte schnell. Ich habe diese Wirkung von Lachesis verschiedene Male verifiziert.

horizontale Repertorisation:

- Nase – Schnupfen – Husten agg. (SK 64/80/53)

Fall 4

Eine flachbrüstige Frau mit chronischem Husten bekommt immer einen Hustenreiz durch das Essen von Süßigkeiten. Verschlimmerung von Süßigkeiten gehört zu einer großen Liste von Arzneien, aber das Symptom hat nur einen klinischen Bezug zu Husten und ist deshalb von untergeordnetem Wert. Badiaga hat „spastischen Husten durch Kitzeln im Larynx, als ob sich Zucker im Rachen auflösen würde" verursacht und geheilt. Eine einzige Gabe beseitigte diesen Husten in zehn Tagen, woraufhin sie hinzufügte, dass früher bei jedem Husten der Auswurf aus ihrem Mund geschleudert wurde, ein weiteres Badiaga-Charakteristikum. Manchmal entdecken wir das wahre Keynote erst nach der Heilung des Patienten.

horizontale Repertorisation:

- Husten – Süßigkeiten schl. (SK 357/133/437)

(dieser SRT-Eintrag entstand wahrscheinlich erst in Folge dieses Falles)

Fall 5

Eine alleinstehende Dame neigte zu wiederkehrenden Erkältungen; jeder Anfall begann mit Nasensekret aus dem rechten Nasenloch und heftigem Niesen. Naseschneuzen verursachte jedes Mal Übelkeit (Helleborus, Sanguinaria, Sulfur). Ihre Wangen waren häufig gerötet. Sanguinaria – wiederholt bei jedem Anfall – heilte.

horizontale Repertorisation:

- Übelkeit, Naseschneuzen, Niesen etc. agg (SK 394/101/479)

Fall 6

Kind von 7 Jahren. Diphtherische Membranen, die beide Mandeln und den Rachen bedecken, sowie Krämpfe in den Waden und in den Fingern. Seit einem Tag krank. Eine Gabe Ignatia alle 6 Stunden – bis 4 Gaben verabreicht waren – bewirkte das Auswerfen eines großen Membranstückes. Innerhalb eines Tages war sie vollständig genesen.

horizontale Repertorisation:

- Untere Extremitäten – Wade – Krampf in der (SK 97/158/86)

(Diese Verschreibung ist dennoch mit den vorliegenden Symptomen schwer nachvollziehbar, möglicherweise spielte die Tendenz der Ignatia zur Krampfbildung an einzelnen Stellen eine entscheidende Rolle.)

Fall 7

Kleinkind von 2 Jahren. Gelbe Punkte in den Furchen der rechten Mandel. Die rechten zervikalen Lymphdrüsen waren enorm vergrößert. Große Erschöpfung. Isst nur wenig und hört dann mit Essen auf. Übellaunig. Vier Gaben Lycopodium 43M reduzierten die Drüsen auf nahezu Normalgröße, und in einem Tag war sie wieder sie selbst.

vertikale Repertorisation:

- Äußerer Hals – Drüsen (SK 89/136/78) und
- Gemüt – Zorn, Reizbarkeit, usw. (SK 49/63/42)

schränken die möglichen Arzneien bereits ausreichend ein (evtl. zu eng, wenn die Rechtsseitigkeit einbezogen wird), alternativ kann die horizontale Repertorisation

- Essen – gesättigt, schnell (SK 361/105/413)

versucht werden.

Fall 8

Dame von 47 Jahren. Vor Jahren den Magen mit Eiswasser verkühlt; seither Duodenal-Geschwür mit wiederkehrender Gastritis. Das Röntgenbild zeigt eine große Narbe auf der kleinen Kurvatur, eine Striktur des Duodenums und viele Verwachsungen. Bitteres, saures, geronnenes Erbrechen, dem Schüttelfrost verangeht und das einhergeht mit schneidenden Schmerzen im Magen, > durch Urinieren oder Aufstoßen. Verlangen nach sehr kaltem Wasser. Phosphorus half eine Weile, bis eine regelmäßige Verschlimmerung um 2 Uhr nachts einsetzte. Kali bichromicum brachte eine erstaunlich schnelle Besserung, der die völlige Genesung folgte. Eine grundlegende Heilung kann nicht erwartet werden.

Die Orientierung an Bogers Markierungen führt hier zur Rubrik

- Magen – Schneiden (SK 76/107/66),

die weder Phos. noch Kali-bi. enthält, während in Bogers detaillierterem BBCR unter dieser Rubrik Kali-bi., nicht aber Phos. angegeben ist. Daraus ergibt sich, dass sich weder Phosphor, welches ohnehin nicht heilte, noch Kali-bi. als wahlhinweisend innerhalb dieser Rubrik bewähren konnten. Die eigentliche Mittelentscheidung beruhte dann eher auf der horizontalen Repertorisation mit

- Zeit – Nachts Agg. – 2 Uhr (SK 19/6/6),

und der Kenntnis um die jeweiligen Pathogenesen.

Fall 9

Ein kleiner Kropf schien unverhältnismäßig stark auf die Trachea einer jungen Frau zu drücken; ein Symptom, das an Baryta carb., Bromium, Causticum, Graphites, Lachesis und Phosphorus erinnert. Eine einzige Gabe Bromium 71M verursachte am 14. Tag eine heftige Reaktion, während der sie sich fühlte, als ob ihr Gesicht zu einem Punkt vor ihrer Nase gezogen würde, ein großer Ausbruch von Herpes erschien auf Lippen und Kinn und der Kropf verschwand schnell.

horizontale Repertorisation:

- Struma – kleine Struma Agg, bereits (SK 372/136/474),

was in der Synopse wiederholt wird.

Fall 10

Ein junger Mann litt ein- bis zweimal in der Woche unter Migräne-Anfällen. Dies hatte er von einem seiner Eltern geerbt. Vor den Anfällen trat Blindheit auf, was an Kali bichromicum, Psorinum und ein paar andere Arzneien erinnert. Zehn Tage nach einer einzelnen Gabe Psorinum 50M erschien ein Karbunkel auf dem Nakken, das sich von selbst öffnete und entleerte. Seither hatte er keine Kopfschmerzen mehr.

horizontale Repertorisation:

- Sehen – angegriffen [...], dann Kopfschmerzen (SK 61/77/49)

Die Heredität der Migräne lenkt die Aufmerksamkeit auch auf die Betrachtung der SRT-Rubrik

- Migräne (SK 391/67/451).

Fall 11

Wundes Schmerzgefühl von der Gegend der Gallenblase zum linken Schulterblatt, besser durch Liegen auf dem Magen, wie von einem Kloß unter dem Sternum, dann weißer Schaum vor dem Mund. Sehr übelriechende schwarze Stühle. Prolabierende, blutende Hämorrhoiden, sehr dünne, gespaltene Nägel mit schwärzlicher Verfärbung. Trockene Haut. Anämisch, ausgezehrt und sehr schwach. Ständiges Einkoten. Verschlimmerung durch Druck der Kleidung und durch fettes Essen. Vier Gaben Leptandra – in verschiedenen Potenzen über drei Monate verteilt – brachten sie zu fast normalem „Fleisch“ und Stärke zurück. Die Nägel sind wieder absolut normal, ihre Farbe ist ganz in Ordnung und eine frühere, sehr überriechende Leukorrhoe kehrte statt dessen zurück, die ihre weitere Genesung andauern lässt.

horizontale Repertorisation:

- Hypochondrien – Leber – Schulterblatt, zum linken (SK 78/109/67).

Weitere – weniger charakteristische – Hinweise zu dieser seltenen Arznei finden sich auch unter anderen Rubriken, aber ein Blick in die Synopse bestätigt die Ähnlichkeit auf allen Ebenen.

Diese elf Beispiele mögen einen ersten Eindruck von der Vielschichtigkeit der Bogerschen Verschreibungen vermitteln. Dass die angegebenen Fälle gut mit Bogers Repertorium rekonstruierbar sind, liegt zum Teil natürlich auch daran, dass die Fälle selbst die Grundlage des Repertoriums bilden, was allerdings die prinzipielle Vorgehensweise nicht in Frage stellt. Die Auswahl zeigt, dass Flexibilität gefragt ist, ein ständiges Ringen um die beste Lösung. Mal Polychrest, mal „kleines Mittel", mal ein dominantes Symptom, mal zwei oder drei Symptome, mal Begleitsymptom, mal eine ungewöhnliche Erstreckung usw. Jeder Fall ist anders – keine Chance für Routine oder festgefahrene Schemata.

Darüber hinaus fällt auf, dass keine Fälle der Art aufgeführt sind, die Bogers „General Analysis" so notwendig machen – mit alles durchdringenden Allgemeinsymptomen. Diese Denkweise wurde von Boger erst später intensiviert und nur selten anhand von Fällen dargestellt. Seine Fallveröffentlichungen zeugen eher von der Verifizierung seltener Symptome, und genau dies wird bei der Arbeit mit GA schwerlich möglich sein. Allerdings findet sich eine große Zahl illustrierender GA-Fälle in (BGP). Der Aspekt der vertikalen Repertorisation kann und muss selbstverständlich mit zum Repertoire der „Synoptic-Key"-Anwendung gehören.

Und noch ein weiterer Punkt muss erwähnt werden. Nicht immer lässt sich eine klare, alles durchdringende – somit SK-taugliche – Rubrik finden. Oft muss auch Boger sich mit Angaben sehr lokaler bzw. begrenzter Natur abfinden – und setzt dies auf zwei Wegen um. Zum Einen verwendet er hierfür das Kentsche Repertorium und ergänzt mit dessen Rubriken seine „Synoptic-Key"-Repertorisation. Zum anderen verwendet er mitunter auch für weniger gesicherte Symptome das „Synoptic Key" – und ist hierbei weitaus weniger behutsam mit der Rubrikenwahl, als es die bisherigen Darstellungen andeuten. In diesem Fall akzeptiert er, dass eine geringere Symptomen-Qualität mit einer reduzierten Wahrscheinlichkeit assoziiert ist, die gesuchte Arznei in der SK-Rubrik zu finden. So kann er durchaus Fall-Lösungen mit vier bis fünf Kentschen und vier bis fünf „Synoptic-Key"-Rubriken vorschlagen – die interessantesten Arzneien müssen dann nicht durchgängig, sondern nur relativ häufig vertreten sein. Die Vorgaben der Anamnese bestimmen das Vorgehen, und für die Analyse gibt es kein starres Schema.

5 Ausblick

5.1 Bogersches Gesamtkonzept

Selbstverständlich gibt es keinen Grund, anzunehmen, dass irgendein Repertorium für alle Eventualitäten die optimale Lösung bereithält. Boger betonte die Notwendigkeit, die Möglichkeiten seiner eigenen Repertorien um alle Spezial-Repertorien und natürlich auch um „den Kent“ zu erweitern – warum sollte man nicht alle verfügbaren Hilfsmittel nutzen? Boger eröffnet mit dem „Synoptic Key“, dem „General Analysis“ und dem „Boenninghausen´s Characteristics & Repertory“ ein umfangreiches Spektrum an Möglichkeiten, das den unterschiedlichen Praxis-Erfordernissen ebenso gerecht werden kann wie den unterschiedlichen Anwendern.

Jedes Repertorium schult seinen Anwender, verändert seine Vorgehensweise, seine Anamnese und seine Fall-Ausarbeitung. Je vertrauter das Repertorium, desto größer ist das Spektrum an Möglichkeiten. So konnten Homöopathen wie P. Sankaran oder S. R. Phatak mit ihrem Verständnis der Bogerschen Grundlagen ihre Praxis schwerpunktmäßig mit dem „Synoptic Key“ bestreiten, bis sie die Notwendigkeit sahen, ein für sie persönlich angepasstes Repertorium auf dieser Basis zu erstellen. Aber die Grenzen des Repertoriums ergeben sich meist aus dem Blickwinkel des Anwenders – und Boger selbst sah seine 47-jährige Praxiserfahrung im „Synoptic Key“ adäquat ausgedrückt.

5.2 Materia-Medica-Studium

Das Bogersche Analyse-Konzept stößt besonders bei seiner horizontalen Repertorisation schnell auf eine Grenze, die in aller Regel schmerzlich bewusst macht, dass die gegenwärtig gelehrten Arzneimittelkenntnise für diese Methode oft nicht ausreichen.

Diese leidvolle Erkenntnis kann jedoch als Ansporn gesehen werden, aus der Not eine Tugend zu machen: gerade die SK-Darstellung ermöglicht es, strukturiert – auch und gerade im Eigenstudium – einen Zugang zur Arznei in gebührender Tiefe zu erarbeiten.

Eine Verbindung des „Synoptic Key“ z.B. mit Farringtons „Klinische Materia medica“ und mit Herings „Leitsymptome“ stellt einen ersten Überblick her – optimal sind natürlich die quellenkritischen Arzneimittellehren wie (GS-Till) oder (HMA). Hier fällt auf, dass – obwohl Boger die Allensche „Encyclopaedia“ favorisierte – die verifizierten Symptome Herings besonders deutlich im „Synoptic Key“ vertreten sind. Schließlich handelt es sich hierbei ja meist um Fälle aus der gesamten homöopathischen Zeitschriften-Literatur – eine Fundgrube für pathogenetische und verifizierte Symptome. Für die weiteren Details können natürlich unzählige weitere Arzneimittellehren und Zeitschriften hinzugezogen werden – die Grenzen werden durch die zeitlichen Möglichkeiten hierfür bestimmt. Besonders hilfreich ist es natürlich, wenn man auf Schriften Bogers (BVMM, BCW) zu der jeweils betrachteten Arznei stößt – diese geben am Besten Aufschluss darüber, was sich hinter den einzelnen knappen Angaben im „Synoptic Key“ verbirgt.

5.3 Entwicklungsfähigkeit

Es gibt kaum moderne Entwicklungen in der Homöopathie, zu denen Boger nicht bereits Versuche angestellt hätte. Fest verankert in der Hahnemannschen Lehre, musste er wohl nicht befürchten, den Boden unter den Füssen zu verlieren, wenn er sich neuen Ideen zuwandte. Sein Experiment mit den Mondphasen, seine Ansätze bezüglich Trauminhalten und paracelsisch inspirierten Signaturansätzen, hin und wieder eingestreute Bemerkungen bzgl. Pflanzen-, Tier- oder Mineralfamilien, selbst elektrische Potenzierverfahren und Experimente bzgl. der Arzneiaustestung mittels Reflexen usw. – all dies schien der Überprüfung wert, wurde vielleicht teils verworfen, teils als Arbeitshypothese formuliert und ggf. zwecks weiterer Überprüfung ins Ergänzungsregister gestellt. Die intensive Bogersche Praxis und die Suche nach größtmöglicher Effizienz trennte schließlich die Spreu von Weizen, so dass das „Synoptic Key" seine heutige Form und Bedeutung erhielt.

Das wesentliche Experimentierfeld Bogers war jedoch die Beobachtung und Verifizierung tausender charakteristischer Symptome. Diskussionen auf höchstem Niveau, Vorstellung neuer Symptome und Ansätze sowie die kritische praktische Überprüfung derselben kennzeichnen die Atmosphäre in den IHA-Diskussionen. Diese Lebendigkeit der Homöopathie – und die Strenge bezüglich der Überprüfbarkeit der Ideen – manifestieren sich u.a. in der Einführung des Bogerschen Ergänzungsregisters. Eine Einrichtung, die die Weichen für Weiterentwicklungen stellt und eine Herausforderung für die heutige Homöopathengeneration bedeutet, diesen Geist weiterzuführen.

5.4 Orientierung

C. M. Bogers „Synoptic Key“ war und ist – auch im weiteren Sinne – eine Herausforderung. Es schafft optimale Bedingungen dafür, homöopathisches Wissen auf eine sichere Basis zu stellen. Es bietet eine Möglichkeit, die uns gestattet, die Fallstricke reiner Analysetätigkeit durch synoptische Strukturen zu umgehen. Es erinnert uns im Ergänzungsregister ständig an das notwendige „Im-Fluss-Sein“ des homöopathischen Wissens. Die Bogerschen Schriften erlauben uns schließlich, seine Denkweise in die Praxis umzusetzen.

Und dennoch: Dies alles ist nicht eine Kurzfassung homöopathischen Wissens, sondern es ist ein Stadtplan, der einem die Orientierung in unbekanntem Gelände ermöglicht. Die Art der Darstellung eignet sich zum Rekonstruieren von bereits erlerntem oder damit erlernbarem Materia-Medica-Wissen. Der Stadtplan ersetzt keinen Besuch in der Stadt – er erleichtert ihn. Das intensive Studium kann man nicht umgehen, weder durch noch so ausgefeilte Analysetechniken noch durch immer wieder neue Seminare – man muss es selber tun und hat mit dem „Synoptic Key“ einen ausgefeilten Berater an der Seite.

Dies ist natürlich eine Selbstverständlichkeit – kein Pianist wird sich wenige Stunden vor seinem großen Konzert mit den Grundlagen der Harmonielehre oder speziellen neuen Fingertechniken auseinandersetzen. Dieses Grundstudium ist Voraussetzung – aber nicht das eigentliche Ziel!

Dann nämlich kommt der nächste Schritt: Das Wissen ist verinnerlicht, und das ständige Studieren und Wiederholen muss phasenweise in den Hintergrund treten, damit das Eigentliche zur Entfaltung kommen kann – die Heilkunst. Diese verlangt die Fähigkeit zur reinen Wahrnehmung. Keine Analysemethode, keine ausgefeilte Technik, keine Materia-Medica-Vorurteile, keine Profilierungsambitionen dürfen den Blick trüben.

Vor dem Hintergrund von Bogers Kenntnissen und Erfahrungen kann dann folgendes Zitat nicht falsch verstanden werden:

„Ich sage jetzt etwas Unorthodoxes. Erstens: Lernen Sie nicht zu viel Materia medica und lernen Sie nicht zu intensiv. Was man tun muss, ist, einfach wahrzunehmen – nicht Ihren Zugang zum Patienten, sondern wie der Patient sich Ihnen nähert. Darum geht es. Schauen Sie hin, wie er sich Ihnen nähert."

Dr. C. M. Boger in der Diskussion zu
„How best to teach ..." A. Pulford – HRec 45 (1930)

Das scheint die zentrale Bedeutung des „Synoptic Key" zu sein, den Weg frei zu machen von fragwürdigen Symptomensammlungen, von allzu technischem Ballast, von allzu mathematischen Konstrukten und starren Regelwerken. Denn die ungetrübte Wahrnehmung des Patienten, die individuelle Rekonstruktion des Krankheitsbildes in seiner symmetrischen Ganzheit und dem adäquaten Gleichgewicht seiner Symptome, dies

„sollte das Ideal jedes Verschreibers sein.
Zu diesem Zweck wurde das Buch geschrieben".

C. M. Boger im Vorwort zum „Synoptic Key"

Literatur

AHP C. M. v. Bönninghausen: Die Aphorismen des Hippokrates nebst den Glossen eines Homöopathen – G. H. G.-Jahr-Verlag

BB Boger-Bote
Verlag B.v.d. Lieth, Hamburg (2004-2008)
jetzt: Verlag Ahlbrecht, Pohlheim (2013)

BBCR C. M. Boger: "Boenninghausen´s Characteristics & Repertory"
- 1. amer. Auflage 1905
- 2./3. ind. B. Jain-Verlag, New Delhi

BCW C. M. Boger: Collected Writings. (Hrsg. Bannan)
Edinburgh, Churchill Livingstone, 1994
(vergriffen, aber die meisten Artikel finden sich auf www.homoeopathie-zentrum-karlsruhe.de/index.php?navid=6)

BEAH C. Bragg/ N. Winter: C.M. Boger und das Erbe der amerikanischen Homöopathie
Verlag Ahlbrecht, Pohlheim (2013)

BGP Die Homöopathie C. M. Bogers – Grundlagen u. Praxis, Bd. 1 und 2
Verlag Ahlbrecht, Pohlheim (2013)

BVMM C. M. Boger: Vorlesungen über Materia medica
Hrsg. und übersetzt von K.-H. Gypser und A. Wegener, Haug-Verlag

HGS-Till C. Hering: Guiding Symptoms
quellenkritische Digital-Ausgabe von D. Till – Eigenverlag

HMA A. Seideneder: Heilmittel-Archiv
Narayana-Verlag, Kandern

Hä96 J. Hofäcker: Das Auffinden des Simillimums mit Hilfe der Familienanamnese nach einer Methode von Cyrus M Boger.
Archiv für Homöopathik ACD (1996) IV

Ho00 K. Holzapfel: Mittelfindung nach C. M. Boger
Zeitschrift für Klassische Homöopathie ZKH 44/2000 S. 91

Ho06 K. Holzapfel: Die Quellen von Bogers
„Boenninghausen´s Characteristics and Repertory“1905
Zeitschrift für Klassische Homöopathie ZKH 50/2006 S. 60

GA C. M. Boger: "General Analysis" (GA-1, -2, -3, -5, -7)
GA-dt deutsche Ausgabe Verlag Ahlbrecht, Pohlheim

HZ-BB Homöopathie-Zeitschrift:
Sonderheft zum Thema Bönninghausen-Boger

JHA G. H. G. Jahr: "Handbuch der Haupt-Anzeigen"
Verlag Ahlbrecht, Pohlheim

Olds C. L. Olds: Complementary Remedies
Homoeopathic Recorder 4/1928

Pha S. R. Phatak: „Homöopathische Arzneimittellehre“
übers. von Frank Seiß – Elsevier-Verlag

PSan P. Sankaran: "Einführung in die Therapeutische Taschenkartei und Bogers Taschenrepertorium "

SK C. M. Boger: "A Synoptic Key of the Materia medica"
- 1.-4. amerikanische Ausgabe
- „Memorial Edition“ – Calcutta
SK-5 5. indische Ausgabe – B. Jain, New Delhi
SK-HH dt. Übersetzung von Hella Heinrich, Similimum-Verlag
SK-JA dt. Übersetzung von Jens Ahlbrecht, Verlag Ahlbrecht, Pohlheim

Wi06 N. Winter: Die miasmatische Praxis C. M. Bogers
Allgemeine Homöopathische Zeitung – AHZ 3/2006

Wesentliche Original-Veröffentlichungen Bogers sind zugänglich über www.homoeopathie-zentrum-karlsruhe.de/index.php?navid=6)

Boger-Literatur im Verlag Ahlbrecht

C. M. Boger: *Synoptic Key zur homöopathischen Materia medica*

ISBN 978-3-9813528-6-3, 545 Seiten, Bibliotheksleinen, Fadenheftung, 65,00 €

C. M. Boger: *General Analysis*

ISBN: 978-3-926836-28-1, 81 S., Bibliotheksleinen, Fadenheftung, 19,00 €

C. M. Boger's *Lochkartei* mit *General Analysis*

ISBN: 978-3-926836-20-5, 341 Lochkarten in stabilem Holzkasten + *General Analysis* als Buch, 195,00 €

C. M. Boger: *Heilmittel für Tonsillitis, eitrige Angina, Diphtherie*

ISBN: 978-3-9813528-5-6, 92 S., Bibliotheksleinen, Fadenheftung, 19,50 €

J. Ahlbrecht / N. Winter (Hg.): *Die Homöopathie C. M. Bogers - Grundlagen und Praxis*

Band 1: ISBN: 978-3-9813528-8-7, 399 S., Softcover, 35,00 €

Band 2: ISBN: 978-3-9815028-2-4, 2. vermehrte Auflage, 291 S., Softcover, 29,00 €

C. F. Braggg / N. Winter: Cyrus Maxwell Boger und das Erbe der amerikanischen Homöopathie

ISBN: 978-3-9815028-5-5., Hardcover, Fadenheftung, 69,00 €

J. Ahlbrecht / E.W. Funk / N. Winter (Hrsg.): Genius-Charakteristika homöopathischer Arzneien

ISBN: 978-3-9815028-1-7., Bibliotheksleinen, Fadenheftung, 49,00 €

Weitere Titel, Informationen und umfangreiche Leseproben finden Sie unter www.verlag-ahlbrecht.de